写真でマスターする

エンドでマイクロスコープを活用するための

ポジショニングと
ミラーテクニック

著 橋爪英城

HYORON

はじめに

たった1つだけ方法がある……ミクロ化して体内に潜り込むことだ.
だがこれは非常に危険だ.
人間の体といえども広大な宇宙と変わりない.
いわば未知の世界だ. 何が起こるかわからない!

　これは筆者が小学生だった昭和40年代, 人気だった特撮ヒーローの主人公がヒトの体内に入り込んだ宇宙人に挑む直前に呟いた言葉です. 未知だった生体の神秘性を広大な宇宙にたとえたわけですが, 内視鏡が一般的ではなかった半世紀前, 体内を見ながら行う治療はまさにSFの世界に限られたものだったのでしょう.

　そしてEndodontics:歯内療法学. 語源はギリシャ語で, Endo = Inside, Odont = Teeth, すなわち"歯の内側にあるものに関する学問"を意味しています. その歴史は100年を超えるものの, 実際に根管内をマイクロスコープにより直視して治療するようになったのは, 最近20年ほどのことです. 従来の根管治療は手指感覚に頼る部分が大半であり, 治療の成否は術者個人の技量や経験年数など不確定要素に左右され, 成功率は決して高いものではありませんでした.

　しかし, 最新の歯科医療現場において, ひとたびマイクロスコープで根管内を覗くと, 肉眼では見落としていた未処置の根管や歯髄残渣など, 予後不良を裏付ける多くの三次元的情報が次々と視界に飛び込んで来るのです. マイクロスコープで現実の世界を見てしまうと, 再発のない根管治療を実現するためには, 拡大視野による精密根管治療が不可欠であるという事実を認識せざるをえなくなります. 言い換えれば, マイクロスコープを自在に使いこなし, 根管内を直視して治療をするマイクロエンドが, 治療を成功に導く21世紀の根管治療の姿なのです.

*

　スポーツや武道など, すべての技能を会得するうえで重要なのが"型"です. 型が悪ければ決して技術は上達しません. そして, 筆者はマイクロエンドにも"型"があると考えます. マイクロエンドを行ううえで重要な型は術者, マイクロスコープ, アシスタント, 患者のポジショニングであり, この四者の扇の要となるのがミラーテクニックです.

　本書では, マイクロエンドの基本となる型=ポジショニングを部位別に詳細に解説することにより, 少しでも多くの先生に「これならできる!」「マイクロエンドがやりたくなってきた!」という気持ちを呼び起こしていただけるように構成いたしました. なお, 本書でご紹介するポジショニングは, あくまで筆者が臨床で実践している"型"の基本であり, 状況に応じて臨機応変に対応する場合があることを申し添えます.

　ぜひ, ご一緒に根管探索の旅に出かけましょう.

*

　本書の執筆にあたり, 写真資料ならびに機材の貸与など多くのご協力をいただいたペントロン ジャパン株式会社（薄井邦昭氏, 本橋孝志氏）に心よりお礼申し上げます.

2018年6月　**橋爪英城**

目　次

はじめに ……………………………………………………………………… *3*

I　マイクロスコープ導入の基本
── 自分だけのマイクロスコープをカスタマイズする

1．マイクロスコープはなぜよく見えるのか ……………………………… *6*

2．良質なアポクロマート（アポクロマティック）レンズとは ………… *7*

3．明るいレンズとは ………………………………………………………… *8*

4．絞り機能と被写界深度について ………………………………………… *8*

5．焦点距離を長くする ……………………………………………………… *10*

6．アームや鏡筒などの動きの自由度が大きいこと ……………………… *12*

7．診療室のスペースや患者の動線に合わせて設置方法を決める ……… *12*

8．映像を記録する …………………………………………………………… *14*

II　マイクロエンドを始める前の準備

1．ラバーダムとマイクロエンド …………………………………………… *16*

2．隔壁法の重要性について ………………………………………………… *18*

3．マイクロエンドに必要な器材 …………………………………………… *19*

4．視度調整 …………………………………………………………………… *24*

5．瞳孔間距離の設定 ………………………………………………………… *26*

6．倍率 ………………………………………………………………………… *26*

7．「先入観は見落としのもと!?」歯種ごとに異なる根管の解剖を
　　再確認する ………………………………………………………………… *28*

III　エンドでマイクロスコープを使いこなすための
　　ポジショニングとミラーテクニック

1．ミラーテクニックを行うための基本条件 ……………………………… *30*

2．チェアポジション ………………………………………………………… *30*

3．ミラーテクニックの基本 ………………………………………………… *32*

Ⅳ 部位別のポジショニングとミラーテクニック

1．上顎前歯 *36*

2．上顎右側小臼歯 *40*

3．上顎右側大臼歯 *44*

4．上顎左側小臼歯 *48*

5．上顎左側大臼歯 *52*

6．下顎前歯 *56*

7．下顎前歯（直視の場合） *60*

8．下顎右側小臼歯 *62*

9．下顎右側大臼歯 *66*

10．下顎左側小臼歯 *70*

11．下顎左側大臼歯 *74*

まとめ *79*

Ⅴ マイクロスコープのオプション機能を活かして臨床応用する

1．アクセスキャビティープレパレーション（髄腔開拡） *82*

2．連結された補綴物を除去せずに根管治療を行う *84*

参考文献 *87*

Ⅰ マイクロスコープ導入の基本
——自分だけのマイクロスコープをカスタマイズする

マイクロエンドを行おうとされる先生方からよく聞かれるのは，
「どのマイクロスコープを選んだらよいのか」
「何を準備したらよいのか」
「導入したがよく見えない」
などの疑問です．

車を購入する際には，ご存知のとおり，車体のポテンシャルや快適性向上のためのさまざまなオプションを自分の好みで検討しますが，マイクロスコープも術者に合わせてカスタマイズをすることで，診療効率をよりアップすることができます．これらオプションはマイクロスコープを購入した後からでも取り付けることができる機能が大半です．

まずはマイクロスコープの基本構造とオプションの種類，その特徴について話を進めていきましょう．そしてご自身の予算と診療スタイルに合ったマイクロスコープをカスタマイズしてみてください．

1．マイクロスコープはなぜよく見えるのか

それは，マイクロスコープの対物レンズの構造が鍵を握っています．図01-aは対物レンズの拡大写真ですが，2対の対物レンズと強力な照度を持つ発光体（ハロゲンライト，LEDライト）が近接しているため，図01-bのように視軸（赤矢印）と光軸（黄矢印）がほぼ同一線に並び，影のない鮮明な拡大像を観察することができるのです．

図02-aは無影灯の反射光を利用して肉眼で見た根管内（イメージ）ですが，マイクロスコープで×13.6に拡大すると髄床底の破折線まではっきりと確認することができるのです（図02-b）．

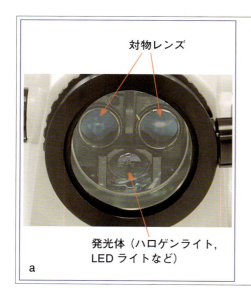
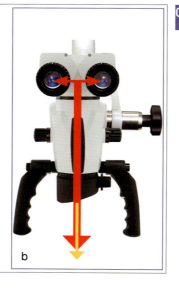

01 マイクロスコープがよく見える理由．
a：マイクロスコープの対物レンズの構造．
b：接眼レンズからの視軸（赤矢印）と発光体からの光軸（黄矢印）が同一線に並ぶので，影がないクリアな拡大像を見ることが可能となります．写真はブライトビジョン（ペントロン ジャパン）．

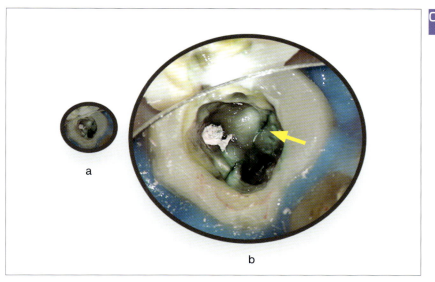

02 無影灯の反射光を利用して肉眼で見た根管内（a）と，マイクロスコープで×13.6に拡大して見た根管内（b）の比較（イメージ）．
マイクロスコープでは，髄床底の破折線（黄矢印）まではっきりと確認することができます．

2．良質なアポクロマート（アポクロマティック）レンズとは

　光が対物レンズを通過する時，波長ごとに屈折率が異なることから色収差（色ズレまたはにじみ）が生じます（**図03-a**）．このズレを凹，凸それぞれのレンズを組み合わせ，高い精度で補正するレンズをアポクロマート（アポクロマティック）レンズと言います．さらに，レンズの表面に表面皮膜（コーティング）を行い入射光の反射を極力抑えることで，にじみのない鮮明な術野を視認できます[1]．現在流通しているマイクロスコープの大半は，このアポクロマートレンズを使用しています（**図03-b**）．

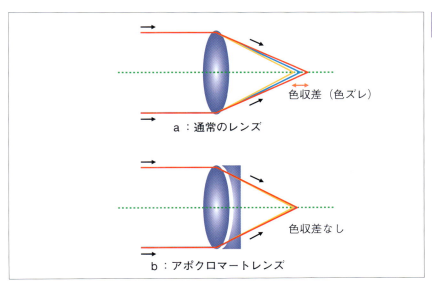

03 通常のレンズ（a）とアポクロマートレンズ（b）．
アポクロマートレンズはレンズの組み合わせによって色ズレをなくし，鮮明な像を得ることができます．

3. 明るいレンズとは

　レンズの良し悪しを判断する目安として「明るさ」があります．より明るいレンズが求められるわけですが，私たちユーザーは製品ごとにレンズの明るさを厳密に比較することはできません．そこで明るさを比較する簡単な方法として，マイクロスコープ内蔵の光源を点灯した時（**図04-a**）と，消灯した時（**図04-b**）の像を比較してみてください．明るいレンズならば，消灯していても室内灯の明かりだけで対象物が観察できます．根尖側で破折したファイルの探索など，光が届きにくい部位を観察する際はレンズの明るさがものを言います．特に，高倍率で使用する際は集光率が落ちるので，明るいレンズが有利です．

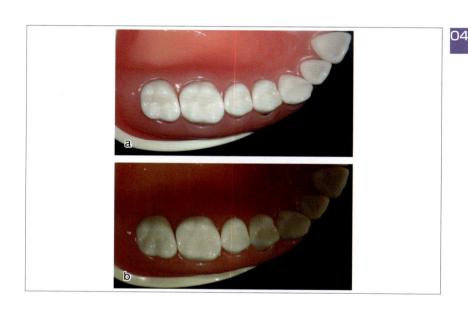

04　レンズの明るさによる見え方の比較．
　a：マイクロスコープ内蔵のハロゲンライトを点灯した状態．影のないクリアな像です．
　b：ハロゲンライトを消灯した状態．室内光だけなので影は生じますが，模型の状態は確認できます．

4. 絞り機能と被写界深度について

　被写界深度とは，ピントが合う一番手前から一番奥までの距離を言います．**図05-a**は手前のボートから遠くの建物まで，すべての景色にピントが合っています．一方，**図05-b**は枝に止まった鳥のみにピントが合い，その他の景色はぼやけています．前者の写真を被写界深度が「深い」，そして後者を「浅い」と言います．これはレンズの集光率，つまり絞りを調整することで違いが出てきますが，近視の人が眼を細めて焦点を調節するのと同じ原理で，絞りを小さくすると被写界深度は深くなり，大きくすると浅くなります．

　マイクロエンドでは，オプションの絞り装置（**図06**）を付けて被写界深度を極力深くしたほうが広い範囲にピントが合うので（**図07**），目の疲労を軽減できます．「顕微鏡酔いしやすい」という方には特にオススメです．ただし，絞りを小さくすると集光率が落ちて像は暗くなるので，ここでも明るいレンズであることが重要です．説明が少々長くなりましたが，ぜひとも装備してほしい機能の1つです．絞り装置は，メーカーによってダブルアイリスまたはデュアルアイリスなどと呼ばれています．

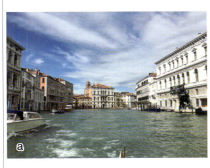
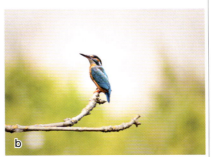

05 被写界深度が深い写真（a）と浅い写真（b）.

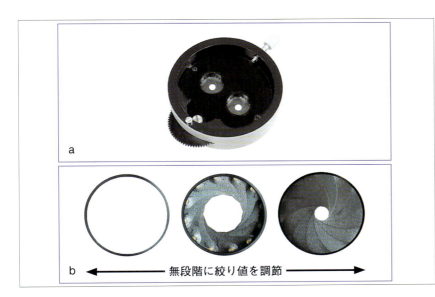

06 マイクロスコープの絞り装置（写真はペントロン ジャパン提供）.
　a：デュアルアイリス（ペントロン ジャパン）.
　b：絞りを小さくすると被写界深度は深くなり，術野全体にピントが合った像が得られます.

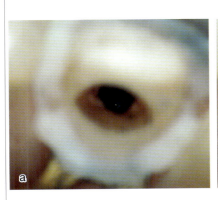
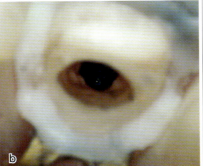

07 ピントを根尖孔に固定（×13.6）した時の被写界深度の違い.
　a：絞りを最大に開いた状態．被写界深度が浅い.
　b：最小に絞った状態．被写界深度が深く（ピントの合う範囲が広く）なり，観察しやすくなります.
　a・bともにピントは根尖孔に合わせていますが，絞りを最小にしたbのほうが歯冠像がはっきりと見えます.

5．焦点距離を長くする

　かつてのマイクロスコープの対物レンズは，多くが単焦点レンズでした．つまり，ピントが合う時の対物レンズから被写体までの焦点距離は一定であるため（図08-a），患者の頭位や開口度が少しでも変わると，マイクロスコープをその都度上下動させなければなりません．現在では，ほとんどの機種の対物レンズは手元のフォーカスダイヤルでピントを調節できるようになり，標準のもので焦点距離は11〜20mmで，おおむね根管口から根尖孔付近までが焦点距離になりました（図08-b）．さらに近年では，焦点距離が長くなり100mm，機種によっては250mmに及ぶものもあります（図08-c）．

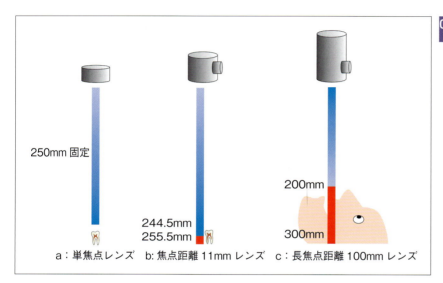

08 焦点距離の違い．
　a：単焦点レンズ．焦点距離は一定．
　b：焦点距離11mmレンズ．
　c：長焦点距離100mmレンズ．

column 【長焦点レンズの利点とは？】

【利点1】マイクロスコープのポジショニングが容易になる

　長焦点レンズは焦点距離（幅）が100mmあるので，患者やマイクロスコープを大体の位置に固定したら，あとは手元のフォーカスダイヤルでピント調整が可能です．診療中の患者の動きに対しても，素早い調整が可能になります．言い換えれば，マイクロスコープと術野の距離にとらわれることなく，術者の好みのチェアポジションでの診療が可能になります．

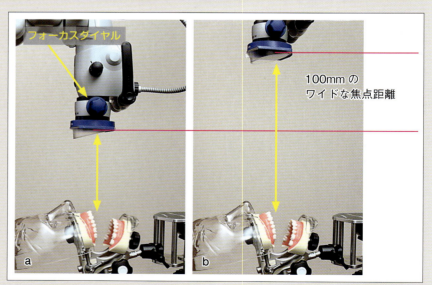

図A　長焦点レンズの利点①．
　a：焦点距離200mm，b：焦点距離300mm．この幅の中に被写体があれば，マイクロスコープを動かさなくても対物レンズのフォーカスダイヤルのみでピント調整が可能です．

【利点2】アシスタントの術野が広くなる

　写真はアシスタント側（患者に対して3時の位置）から見た患者とマイクロスコープの位置関係です．標準レンズを使用した時，アシスタントの視野高径，つまり患者の顔からレンズまでの距離は250mm前後（手のひらを広げた際の親指から小指の先までの距離）ですが，長焦点レンズを使用すると患者とマイクロスコープのスペースが100mm広くなるので，器具の受け渡しやバキューム操作がスムーズになります（aは焦点距離200mm，bは300mm）．

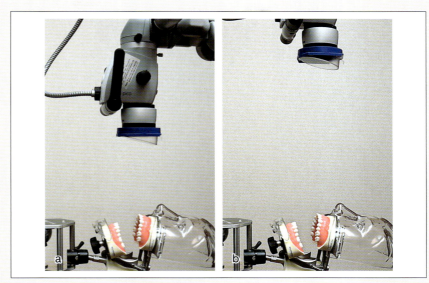

図B　長焦点レンズの利点②．
a：焦点距離200mm
b：焦点距離300mm

【利点3】高倍率での視野を広げることができる

　マイクロエンドの適切な倍率についてはⅡ章で後述しますが，より高倍率で行うことが理想であることは言うまでもありません．しかし，倍率を上げると，被写界深度が浅くなり視野も狭くなるので操作は難しくなります．図C-a・bは同じ倍率（×8.2）で見ていますが，対物レンズから被写体までの距離は，aは200mm，bは300mmです．距離を離すと像はやや小さくなりますが，被写界深度が深くなり視野も広がるので診療は楽になります．

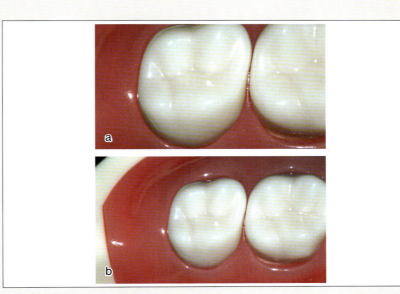

図C　長焦点レンズの利点③．
a：焦点距離200mm
b：焦点距離300mm

6．アームや鏡筒などの動きの自由度が大きいこと

　図09は筆者が使用しているOPMI pico MORAインターフェイス（カールツァイス）で，接眼レンズは常に水平に保った状態で，鏡筒のみ傾けることができる機構となっています．マイクロエンドは長時間同じ姿勢で診療を続けるので，極力無理のないチェアポジションを取ったほうが術者の疲労度は小さくなります．本機能の具体的な使用方法については，Ⅴ章の「マイクロスコープのオプション機能を活かして臨床応用する」の項で解説します．

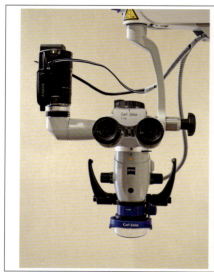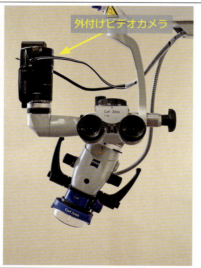

09　OPMI pico MORAインターフェイス（カールツァイス）．
　鏡筒を傾けても接眼レンズは水平を保つことができるため，術者は姿勢を変えずに診療ができます．また外付けのビデオカメラ（後述）をMORAインターフェイスに取り付けた場合，カメラの重さによって鏡筒のバランスが崩れることもありません．

7．診療室のスペースや患者の動線に合わせて設置方法を決める

1）移動式マイクロスコープ（図10）

　最も選ばれているタイプです．キャスター付きの可動式なので複数のユニットで使用することができますが，H型ベースが大きいので現実的にはほぼ決まったユニットで使用されることが多いようです．

2）天吊り・ウォールマウントタイプ（図11）

　天井や壁に固定するので，ユニット周りはすっきりします．天井や壁の補強が必要なため，既存の診療室に取り付けるためには別途工事が必要です．

3）床固定・フロアマウントタイプ（図12）

　診療室の構造上，天吊り・ウォールマウントタイプは設置が不可能な場合がありますが，床固定タイプはほとんどの診療室に設置が可能です．診療室の床下にコンクリートを埋設してマイクロスコープを固定します．

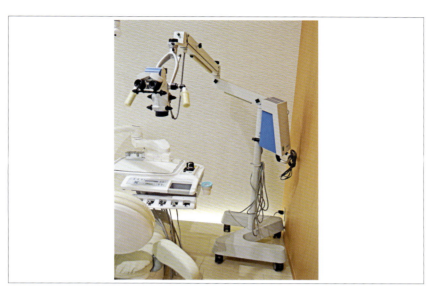

10 移動式マイクロスコープ（H型ベースタイプ）．
H型ベースが場所をとるので，設置可能なスペースがあることを事前に確認する必要があります．

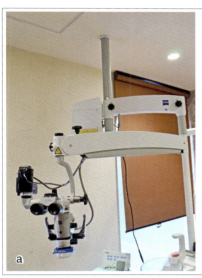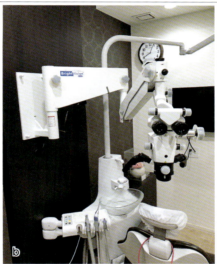

11 天吊り（a）・ウォールマウントタイプ（b）．
新規開業またはリフォーム時に導入する場合はオススメです．ただし賃貸物件の場合は，設置に際して建造物管理者の許諾が必要な場合もありますので，事前の調査が必要です（図11-bの写真提供：辻本歯科クリニック様（大阪府））．

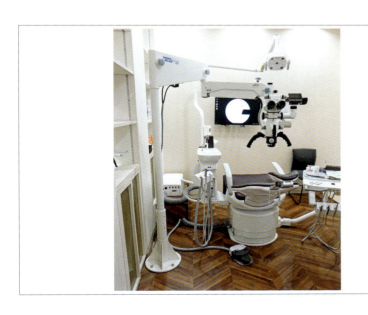

12 床固定・フロアマウントタイプ．
診療室の構造上，天吊りやウォールマウントタイプが設置できない場合でも，床固定式であればほとんどの診療室に設置が可能です．H型ベースがないので足元が広くなる利点があります（写真提供：ハニー歯科様（東京都））．

8．映像を記録する

1）診療録としての情報保存

　従来の診療録は筆記あるいはレセコンへの入力が主体です．今後，電子カルテ化の整備に伴い，マイクロスコープで撮影した映像の記録は重要な役割を果たすことになるでしょう．

2）スタッフとの情報共有（図13）

　マイクロスコープの光源は非常に強いので，アシスタントは極力モニターの映像を見ながらアシストを行います．アシスタントは術者と同じ目線で根管内を見ていることになるので，「今何をやっているのか」「何が必要なのか」を一緒に考えながらアシストを行うことができます．

3）患者との情報共有（図13）

　患者にとって根管治療ほど不可解な治療はないでしょう．「小さな穴を開けて薬を交換するけど，実際に何をやっているのかさっぱりわからない……」多くの患者が口にする根管治療へのイメージです．補綴治療のように，治療前後の変化を患者自身が直視して観察できないためです．そのため術前・術後の映像は，治療の必要性や結果を説明するうえで，説得力のある手段の1つであることは言うまでもありません．

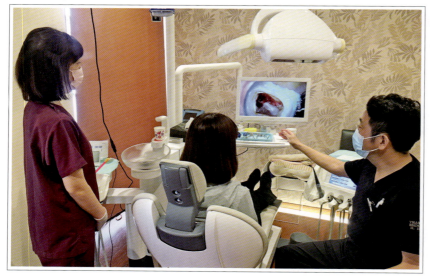

13 映像を通してアシスタント，患者と情報の共有ができるので「今，何をやっているのか」「治療前と後でどのように変わったのか」など，より具体的な治療内容を伝えることができます．

【記録用カメラの選び方】

　記録用のカメラは，マイクロスコープ内蔵型CCDカメラや別付けビデオカメラ（市販のビデオカメラ）など，選択肢はさまざまです．これらの詳細な分類については相当数の頁を要するので本書では省略しますが，以下のポイントから先生方の目的に合ったカメラを選択するとよいでしょう．

①　動画・静止画は1台のカメラで撮影するのか，別々のカメラで撮影するのか
②　ユニット周りのモニターなどで再生が容易にできる
③　データの保存方法が容易である
④　高解像度である
⑤　カメラのデータ容量が十分にある
⑥　コンパクトである

　筆者は市販のハイビジョンビデオカメラを外付けで使用しており（**図14**），動画・静止画いずれも本機1台で撮影しています．動画からはスクリーンショットで高画質な静止画を得ることもできます．

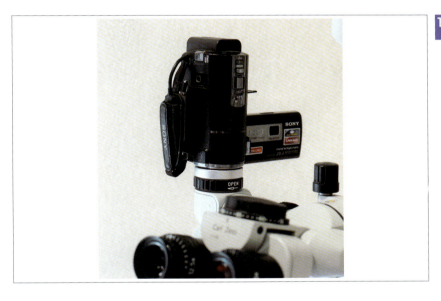

14 筆者が使用している市販のハイビジョンビデオカメラ（SONYハンディカム HDR-PJ590）．外付けで設置しています．

II マイクロエンドを始める前の準備

1. ラバーダムとマイクロエンド

　ラバーダム防湿は根管治療において使われる最も古典的な手技の1つですが，昨今，患者の間でも治療の成功率を高めるうえで重要であることが認識されつつあります．実際に「そちらの医院ではラバーダムは行っていますか？」との問い合わせが非常に増えています．また，初回根管治療においてラバーダムを行った群では，3.34年後の歯の生存率が有意に高いことを示す報告[2,3]があります．

　マイクロスコープを使用した根管治療，すなわちマイクロエンドの大半は，ミラーテクニックで行います．そのためラバーダムは従来の感染予防目的だけでなく，以下のように診療効率を上げるためにも必須のアイテムです．

1) ミラーが曇らない
　口腔内は高湿度です．呼気や唾液の影響によるミラーの曇りを防ぐことができます．

2) ミラーのポジショニングが容易になる
　初めてマイクロスコープを使用した時，目的の歯をミラーで捉えることに慣れるまで少々の時間を要します．ラバーダムを装着すると，視界を妨げる口唇や舌，治療対象外の歯がラバーダムによって排除されるので，ミラーの適切なポジショニングを迅速に行うことができます．

　図01～図13に，従来のラバーダムにちょっとした手を加えることで，より効果的なラバーダムを装着することができるテクニックをご紹介します．

■ 効率的なラバーダムの装着方法 ■

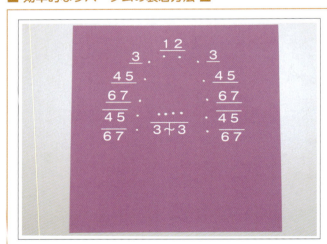

01 ラバーダムシートにパンチで穴を開ける時に筆者が目安としているラバーダムテンプレートです．

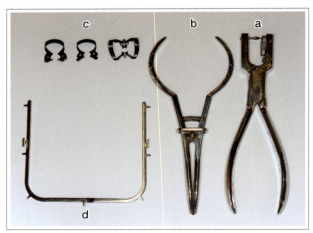

02 筆者が使用しているラバーダムセット（a，b，dはYDM）．
　a：ラバーダムパンチ
　b：クランプフォーセップス
　c：ラバーダムクランプ（右からブラック＃211，＃2A，＃56，デンテック）
　d：ラバーダムフレーム

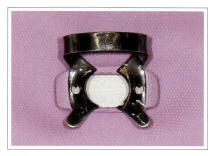

03 クランプをラバーダムシートに開けたパンチ穴に取り付けます．

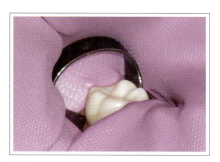

04 シートとクランプを患歯（写真では 6 ）に装着します．

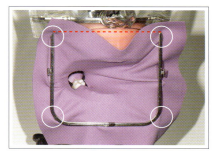

05 シートをラバーダムフレームの四隅に固定します．この時，フレームの上縁を結んだ赤点線は患者の鼻孔より下に設定します．

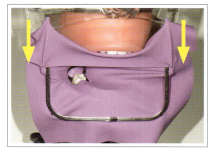

06 シート上縁を手前に折り返し，二隅をフレーム中央のフックに掛けます（矢印）．

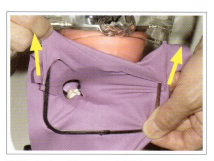

07 左右の折り返しを再度フレーム上縁に固定します．

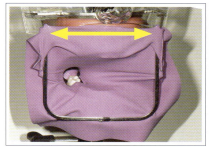

08 ここまでの作業で，患者の鼻周りのラバーダムシートがスッキリします．

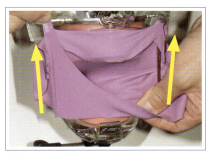

09 シートの下方二隅を折り返してフレーム上縁に固定します．

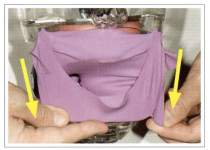

10 左右にはみ出した耳状のシートをフレームの下縁に固定して，薬液などの横漏れを防ぎます．

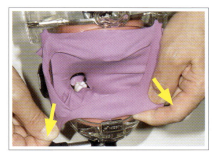

11 左右の折り返しをラバーダムフレームの下縁に固定します．

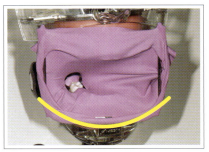

12 フレーム下縁にダムが完成し，薬液が患者の顔や衣服に漏れるのを防ぎます．

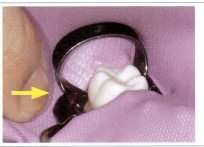
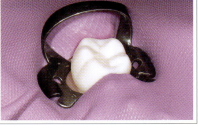

13 最後に，クランプ両サイドのウイングからラバーダムシートを外したら完成です．

2．隔壁法の重要性について

隔壁法は，残存歯質が少なくラバーダムによる防湿が容易にできない場合に行いますが，治療中の患歯の破折を防ぐ意味でもとても重要です（**図14・図15**）．

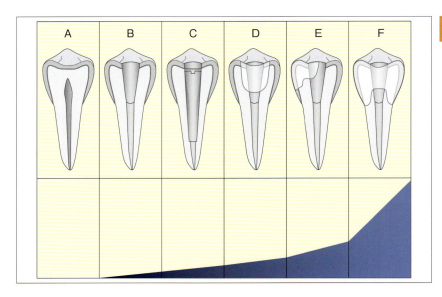

14 根管治療による歯質の削除量が歯冠の機械的強度に及ぼす影響（文献4より改変）．
　A：健常歯
　B：根管治療によるアクセスキャビティプレパレーション
　C：ポスト孔形成
　D：咬合面形成
　E：修復治療に伴う2面形成
　F：2～3面形成
下方の折れ線グラフは歯質の欠損量（A～F）と歯冠の機械的強度の低下率の相関を示したものです．Fの状態では，Aに比べて歯の強度が最大63％低下すると報告されています．

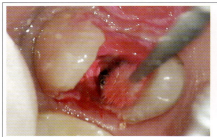

❶近遠心壁を含む修復物除去後，う蝕検知液を使用して軟化象牙質を除去します．

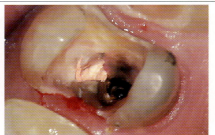

❷歯肉縁からの出血は，コンポジットレジンの接着力に影響を与えるので完全に止血します．また，止血剤などが象牙質に付着していても接着力が落ちるので，止血後はしっかり洗い流します．

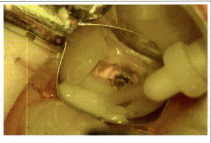

❸マトリックスバンドを装着して接着処理をした後に，ポストコア用のコンポジットレジンで隔壁を作製します．

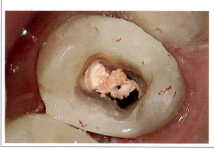

❹形態修正と咬合調整を行い，隔壁の完成です．根管治療終了後，隔壁はポストコアの一部として使用します（ポストコアレストレーション時は隔壁表面をポーセレンプライマーなどでシランカップリング処理します）．

15 隔壁法の術式．

3. マイクロエンドに必要な器材

マイクロエンドを行ううえでどんな器具・機材を揃えれば良いのか．ここでは，筆者が日常使用していて便利だと感じているものをご紹介します．いずれも視界を遮ることなく根管内をクリアに観察でき，かつ診療効率をアップするためのアイテムです．

① 表面反射型ミラー

一般的な底面反射型ミラーはガラスの厚みで像が重複してしまうので，ミラーテクニックによるマイクロエンドでは，クリアな視界が得られる表面反射型ミラーは必需品です．ちょっとしたミラーの傷でもマイクロスコープ使用下では非常に見えづらくなるので，洗浄の際は他の器具と擦れて傷が付くことがないよう配慮が必要です．

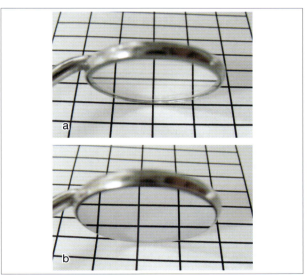

16 底面反射型ミラー（a）と表面反射型ミラー（Mouth Mirror, Front Surface No.4, CLIN DENT, 発売元：ケーオーデンタル）（b）の見え方の違い．底面反射型では黒線が二重に映っています．

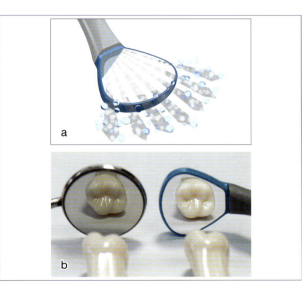

17 Yirro-plus（イーロプラス）AIR-FLOW MIRROR（エアー噴射タイプ表面反射型ミラー，DHM DENTAL：オランダ，発売元：ペントロン ジャパン）．
ユニットから分配したエアーが鏡面に近い柄の部分から噴出し，ミラー面の水滴や切削片を除去します（a）．ミラー自体が明るいので，クリアな視野を確保できます（b）．

② 根管治療用超音波チップ

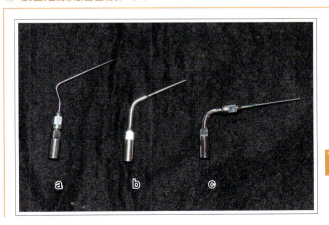

イスムスやフィンなど，根管内の狭窄部位の汚染物質や歯髄残渣などを除去します．また，EDTAを満たした根管に超音波を当てることで，スミヤー層が効果的に除去できると報告されています（コラム「根管洗浄における撹拌の重要性」の項で後述）．

18 根管治療用超音波チップ．
　a：超音波用エンドファイル・ダブル #25（マニー）
　b：Varios E7D（ナカニシ）
　c：Uファイル（ナカニシ）

③ 根管洗浄用シリンジとニードル

　マイクロエンドに限ったことではありませんが，根管洗浄は根管治療の成果を上げるうえで重要です．マイクロスコープで確認すると，いかに根管洗浄が有効であるかは一目瞭然です．より効果的かつ安全な根管洗浄のためのシリンジを選ぶ必要があります．

（1）シリンジ（図19）
　根管洗浄中にニードルが抜けて薬液が飛散すると危険なので，ニードルロック式のシリンジを推奨します．

（2）ニードルの種類（図20）
　平坦型：根尖に気泡が入りやすいことと，薬液が根尖孔外へ漏出するのを防ぐための圧力調整などに注意が必要です．図19でシリンジに装着されているのはBIOイリゲーションニードル27G（平坦型：ペントロン ジャパン）です．1本ごとにEOG滅菌されており，患歯の作業長に合わせてニードルを曲げて使用しています．
　側方型：薬液の根尖孔外への漏出を防ぐ構造になっています．ニードルの先端を作業長より1mm手前まで挿入しないと洗浄液の置換が生じない，との報告もあります[5]．

（3）ニードル先端のサイズ
　表1を参考にすると，30G前後のニードルがさまざまなサイズの根管へ適応できる，応用範囲の広いサイズと言えるでしょう．

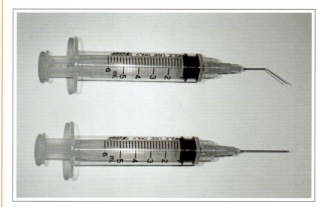

図19 根管洗浄用シリンジ（トップシリンジ ロックタイプ・5ml，トップ）に装着した根管洗浄用ニードル（BIOイリゲーション ニードルチップ27G，ペントロン ジャパン）．上は作業長に合わせてニードルを曲げた状態．

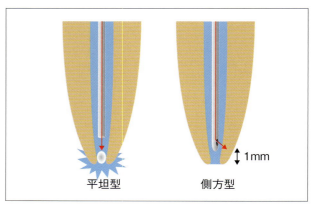

図20 ニードルの種類．

表1　ニードルのサイズ（文献6より改変）

根尖孔のサイズ	根尖に到達するニードルサイズ
＃80	21ゲージ
＃60	23ゲージ
＃50	25ゲージ
＃30	30ゲージ
＃25	30ゲージ
＃20	30ゲージ
＃15	到達するサイズなし

column 【根管洗浄における撹拌の重要性】

　根管洗浄の際，単に薬液を根管内で還流させるだけでなく，EDTA（17%）や次亜塩素酸ナトリウム（1〜3%）を満たしてから超音波振動を加えると，根管は驚くほどキレイになります．マイクロスコープではその効果をよく見て取ることができます．

　また表Aでは，根管内に17% EDTAを満たし，超音波振動を加えた時（グループ4）が最もスミヤー層の除去効果が高いことが示されています．

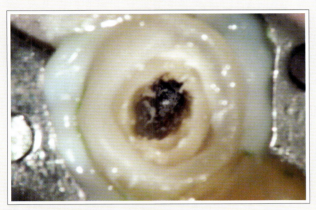

図A　根管内に付着した汚染物質（以下 すべて×13.6）．

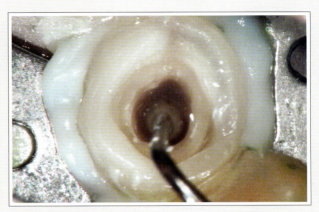

図B　17% EDTAを根管内に満たして超音波振動を加える．

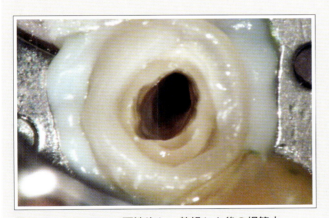

図C　17% EDTAで再洗浄し，乾燥した後の根管内．

表A　17% EDTAと各種撹拌作用によるスミヤー層除去効果について（文献7より改変）

グループ（n = 10）	撹拌方法	残存スミヤー層のスコア（%）		
		スミヤー層なし	中等度のスミヤー層	大量のスミヤー層
1	コントロール	0（0）	4（13.4）	26（86.6）
2	プロテーパーユニバーサル	0（0）	26（86.6）	4（13.4）
3	キャナルブラシ	0（0）	23（76.6）	7（23.4）
4	超音波	17（56.6）	13（44.4）	0（0）
5	Nd：YAGレーザー	9（30）	21（70）	0（0）

④ 外科用バキュームとマルチサクション

　マイクロスコープで確認しながら根管洗浄をすると効果的です．この時，視界を妨げることがないように，図21の2つの器具を併用します．

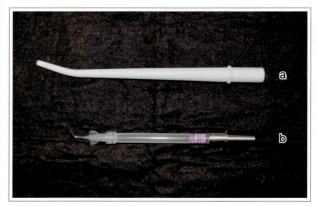

21　a：外科用バキューム（サージカルエジェクター　タイプM，歯愛メディカル）．
　　b：マルチサクション Eタイプ（ネオ製薬工業）．
　　ほとんどのメーカーのユニットの排唾管への接続が可能です．特にマルチサクションEタイプは細いチップなので，根尖孔付近まで一瞬で根管乾燥が可能です．

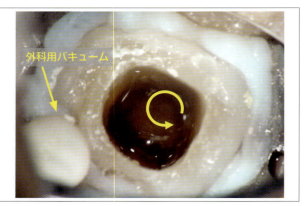

22　アクセスキャビティーの真横から先端の細い外科用バキュームで集中的に吸引すると，薬液が髄腔内または根管内で還流し，切削片や汚染物質などが効果的に排出されます．

⑤ マイクロエンド用ファイル，エキスカベータ

　いずれの器具も，使用時に術者の手指がマイクロスコープ視野の邪魔にならないような設計になっています．イスムスやフィンなどの狭窄部位の汚染物質や，残存ガッタパーチャを効率よく除去することができます．

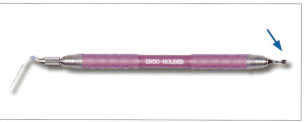

23　エンドホルダーとマイクロファイル（Type K ♯20，マニー）．
　エンドホルダー下端（青矢印）にキャナルメーターのファイルホルダーを接続して，作業長の測定や穿孔部の位置を特定することができます．

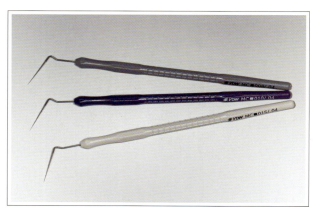

24　MC Kファイル（VDW社：ドイツ）．
　テーパーが大きく（.04），コシがあるファイルで，D1サイズは♯08, 10, 15の3通り．

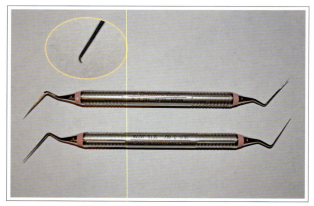

25　O・Kマイクロエキスカ（背戸製作所）．
　ブレードの幅，角度，向き，シャンクの長さなど，16のバリエーションがあるマイクロエンド専用のエキスカベータ．写真は0.3mm幅，ブレード角45°．

⑥ LA アクセスバー

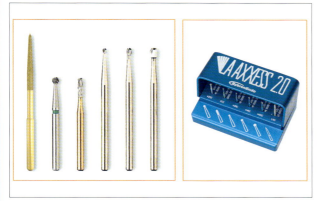

26 LA アクセスバー（カボ デンタル システムズ ジャパン，ヨシダ）．

　エンド三角や髄室の開拡を行うダイヤモンドバーや，メタルコアなど金属を切削するカーバイドバーのセットです．左端のダイヤモンドバーは，先端がダイヤモンド加工されていないため，髄床底や根管口を傷付けずにアクセスキャビティープレパレーションを行うことができます．またロングシャンクなので，タービンや5倍速エンジンコントラのヘッドがマイクロスコープ下での拡大視野を妨げることなく切削処置を行うことができます（V章「マイクロスコープのオプション機能を活かして臨床応用する」の項参照）．

⑦ 根管形成用バーまたは NiTi ロータリーファイル

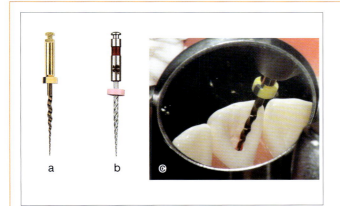

27 ストレートラインアクセス形成用 NiTi ロータリーファイル．
　a：プロテーパー・ゴールド SX（デンツプライシロナ）．
　b：K3XF オリフィスロケーター（ヨシダ）．

　ストレートラインアクセス形成用の NiTi ファイル．エンド三角を除去して根管の視認性を高めるためのニッケルチタンファイルです．ファイルを根管壁に擦りつけながら掻き出すブラッシングモーションでエンド三角を切削・除去します（c はプロテーパー・ゴールド SX を使用）．

⑧ バイトブロック

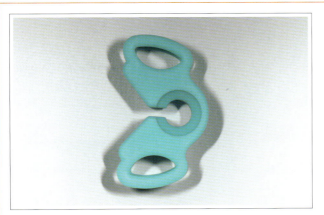

28 バイトブロック（NIKKO バイトブロック・大，マイクロテック）．

　開口中の顎位が安定するのでマイクロスコープのピントがズレにくく，患者にとっても長時間のマイクロエンド下の治療が楽になるアイテムです．

4. 視度調整

マイクロスコープを使用するうえで必ず行わなければならない設定です．術者ごとの視力に合わせた接眼レンズの設定を視度調整と言います．視度調整が合っていないと，以下のようなトラブルが生じます．

① 倍率を変えるたびにピントがずれる．
② 接眼レンズではピントが合っているのに，モニターでは合っていない．
③ 記録した動画や静止画のピントが合っていない．

視度調整はマイクロスコープを初めて使用する際には必ず行わなければなりませんが，基本的には一度行えばその数値はマイクロスコープの機種が変わっても共通です．

■視度調整の方法（参考：ペントロン ジャパン社資料より）■

◉ Step1：被写体の準備とピントの調整

平面の被写体（紙幣などなるべく細かい文字が記載された印刷物）を水平な平面に設置します．次に対物レンズの倍率切り替えダイヤルを回して，最大倍率 ×2.5（総合倍率 ×21.3）に設定します（**図 29**）．マイクロスコープ本体を被写体に対して直角になるように設定（**図 30**）したら，本体を上下させてモニター映像のピントを合わせます（Step4 まで接眼レンズは覗かないでください）．

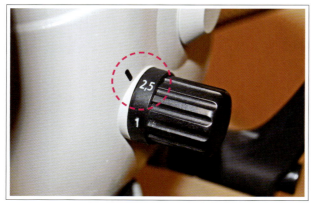

29 対物レンズの倍率切り替えダイヤルを回して，最大倍率 ×2.5 に設定します．

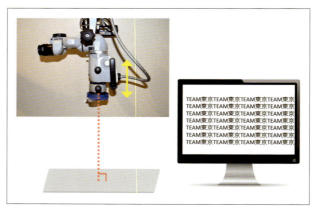

30 マイクロスコープ本体を被写体に対して直角に設定し，上下させてモニター映像のピントを合わせます．

● **Step2：視度調整の準備**

接眼レンズの視度調整リングをプラス方向（反時計回り）へいっぱいに回します.

● **Step3：最小倍率への変更**

Step 1で合わせたマイクロスコープ本体の位置が変わらないように注意しながら，倍率切り替えダイヤルを最小の×0.4（総合倍率×3.4）に設定します.

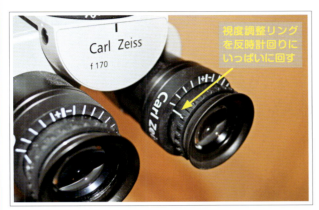

31 視度調整リングをプラス方向へ回します.

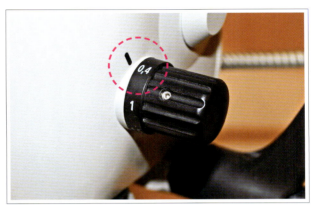

32 倍率切り替えダイヤルを最小倍率×0.4 に設定.

● **Step4：視度計測**

利き目（右目または左目）だけで接眼レンズを覗いたら，視度調整リングをマイナス方向（時計回り）へ素早く回し，被写体のピントが合った位置でリングを止めてください．この時，ダイヤル操作は素早く行わなければなりません．ゆっくり回していると，自身の目がピントを合わせてしまうので，正確な視度調整ができません．

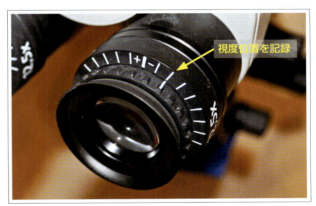

33 視度調整リングをマイナス方向へ素早く回し，視度計測をします.

● **Step5：最大倍率での確認**

倍率切り替えダイヤルを最大倍率×2.5（総合倍率×21.3）に戻したら，接眼レンズ，モニターともにピントが合っていることを確認します．合っていたら，その時の視度調整リングの目盛（数値）を記録してください．

● **Step6：利き目と反対の目で視度計測**

Step1〜Step5を利き目と反対の目で繰り返し，視度計測を実施・記録します.

倍率の数値はカールツァイス製 OPMI pico MORA に沿ったものですが，手順や測定した接眼レンズの数値はすべてのメーカー・機種において共通です．基本的には一度行えばよい作業ですが，筆者は時々再計測をしています．接眼レンズとモニターのピントが合っていないと感じたら，再計測を行ったほうがよいでしょう．

5．瞳孔間距離の設定

視度調整ができたら，瞳孔間距離を設定します．両目で接眼レンズを覗き被写体を見ながら，瞳孔間距離調節ダイヤルを回して2つの視野円が1つになる距離を設定します．

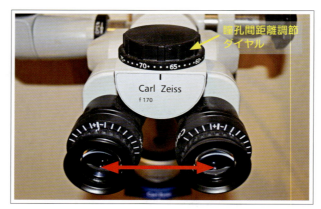

34 瞳孔間距離の設定．赤矢印が瞳孔間距離です．

6．倍率

マイクロエンドに適した倍率は10倍以上が理想です（**表2**参照）．ただし，高倍率になるほど視野径が狭くなり被写界深度が浅くなるので，最高倍率での長時間診療は疲れ目や顕微鏡酔いの原因になります．下表をもとに例を挙げると，通常の根管治療は×13.6で行い（図36），特に細かい作業，たとえば根尖孔付近の破折ファイル除去やイスムスなど狭窄部位の汚染物質除去時は最高倍率の×21.3で行います（図35）．慣れない時は×8.2から行ってもよいでしょう（図37）．倍率設定と視野径は機種ごとに異なるので，メーカーのカタログをご参照ください．

×5.1，×3.4などの低倍率（図38・図39）は，マイクロサージェリーの一部で使用します．

表2　カールツァイス製 OPMI pico MORA の総合倍率と視野径（ピンク部分の倍率を状況に合わせて使い分けると有効です）

総合倍率	×3.4	×5.1	×8.2	×13.6	×21.3
視野径	66mm	44mm	26mm	17mm	11mm

■ 各種倍率と適した用途（いずれもバリオスコープ300mmで撮影）■

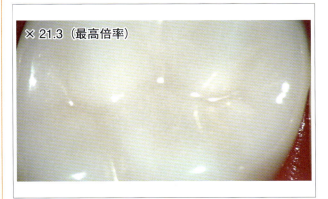

35 ×21.3（最高倍率）．破折ファイルの除去やイスムスに詰まった汚染物質の除去などに使用します．

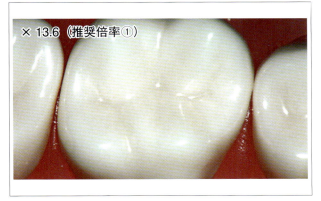

36 ×13.6（推奨倍率①）．破折線の診査，アクセスキャビティーの開拡・形成，根管探索，ガッタパーチャ除去，根管充填など一般的な根管治療に適した倍率です．

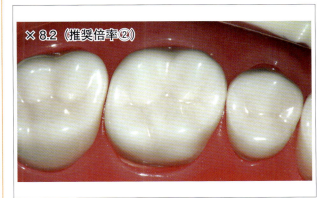

37 ×8.2（推奨倍率②）．×13.6に準じますが，強拡大での作業に不慣れな時や顕微鏡酔いしやすい際にはこの倍率で行うことも有効です．

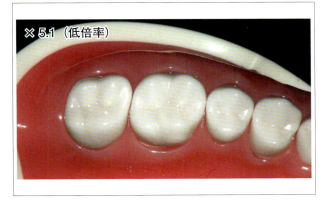

38 ×5.1（低倍率）．マイクロサージェリーなどの際に全体像を見ながら処置を行う時，たとえば縫合時などに適した倍率です．

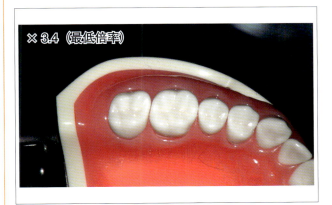

39 ×3.4（最低倍率）．高倍率で目的の歯がなかなか捉えられない時は，最低倍率で視野の中心に該当歯を捉えてから倍率を上げていきます．詳細はIV章のcolumn「トラブルシューティング：視界に目的の歯を捉えることがなかなかできない」をご参照ください．

7.「先入観は見落としのもと！？」歯種ごとに異なる根管の解剖を再確認する

「いつもどおりに根管治療を行ったはずなのに，サイナストラクト（瘻孔）や排膿，違和感が消えない」「エックス線写真上で根尖病変が消えない」などは，多くの歯科医師が経験する悩みです．これらは根尖孔外のバイオフィルムや側枝の感染など，術者がコントロールしきれない原因があることはもちろんですが，時には術者が気づいていない副根管やイレギュラーな根管形態に起因していることも見逃せません．

図40は世界中の多くの教科書で採用されているVertucciによる根管の分類[8]で，2,400本の抜去永久歯をもとに根管の形態をタイプⅠからタイプⅧに分類し，歯種ごとに異なる発現頻度が報告されています．筆者は本分類をもとに歯種ごとにイラストとその発現頻度を併記した根管早見表を作成しました[9]（図41）．根管形態は人種間で発現率や形態が異なる場合があるため，本表ではVertucciによる分類以外の特殊な根管形態も一部加筆して作成しています[10, 11]．

筆者は本表をチェアサイドに貼っておき，根管治療時に自分の認識が間違っていないか，時々確認しています．

時には，Vertucciの分類には属さない図40の「Caution！」のようなタイプの根管を有するものもあります（Ⅳ章「5．上顎左側大臼歯 図01」（52頁）参照）．

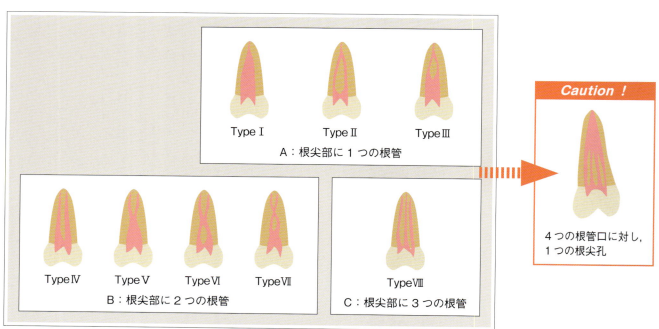

40 2,400本の抜去歯をもとに透明標本を作製した根管の分類（文献8より改変）．

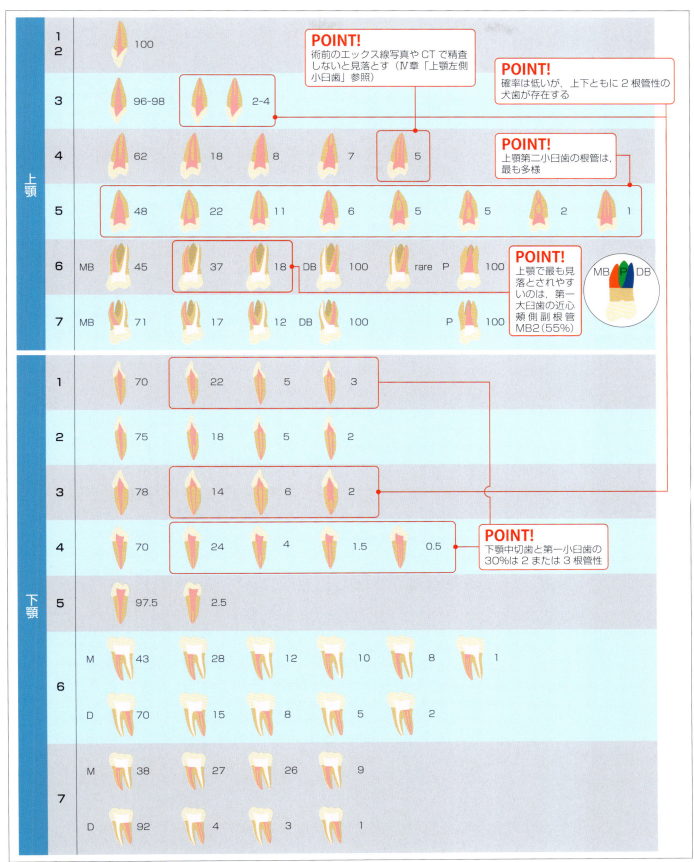

41 根管早見表（歯の横の数字は出現頻度（％），下顎第一大臼歯の近心根の合計は102％になるが原文のまま）．

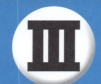
III エンドでマイクロスコープを使いこなすためのポジショニングとミラーテクニック

すでに述べたとおり，マイクロエンドはミラーテクニック，すなわちミラーリングで得られた像をマイクロスコープで拡大して治療を行います．そのためには術者，マイクロスコープ，アシスタント，患者を適切にポジショニングして，効果的にミラー像を得ることが重要です．言い換えれば，ミラーテクニックを使いこなすことはマイクロエンドを行ううえで重要なポイントになります．そこで本章では，部位ごとに異なるミラーテクニックの「型の法則」について述べていきます．

1．ミラーテクニックを行うための基本条件

術者，マイクロスコープ，アシスタント，患者に対して次のような基本条件が求められます．

【術者】
① 首や脊椎に負担がかからず，かつ最も治療を行いやすくするための適切なチェアポジションを取る．
② 部位ごとにミラーを適切な位置に固定して，より広い拡大視野を捉える．

【マイクロスコープ】
① 視度調整などの基本設定を行い正しく使用する．
② 部位ごとに，適した位置にマイクロスコープを設定する．
③ マイクロスコープとミラーのポジショニングで三次元的に像を捉える．
④ アシスタントの視界を妨げない位置に設定する．

【アシスタント】
① 適切な姿勢またはポジションでアシストを行い，術者の視野を妨げない器具操作を行う．
② 術者との器具の受け渡しの連携を確実にする．

【患者】
① 部位ごとに適した患者の頭位を設定する．
② 患者ごとに異なる歯列や顎の骨格に適した頭位を設定する．

2．チェアポジション

1）術者とマイクロスコープの位置関係（図01・図02）

マイクロエンドは長時間同じ姿勢での診療が続くので，無理のない姿勢で行うことが大切です．そのためには背筋・首筋を伸ばし，視線は正面またはやや下方を向く位置にマイクロスコープを設定します．

2）アシスタント（図03～図05）

マイクロスコープ内蔵のハロゲンライトやLEDライトは照度が強力なので，目の疲労を避けるため，術野を直視することはなるべく避け，モニターを見ながら操作を行います．さらに，モニターを見ながら，術者が今何をしているのか，何を必要としているのか，を把握し，器具の準備や受け渡しをスムーズに行います．

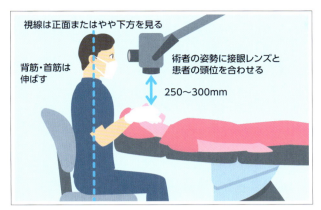

01 正しいチェアポジション．背筋・首筋を伸ばし，視線は正面またはやや下方を向く位置にマイクロスコープを設定します．

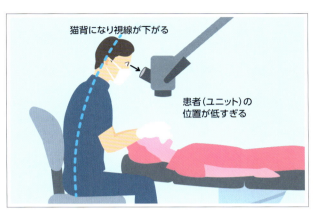

02 不適切なチェアポジション．患者（ユニット）の位置が低いため覗き込む姿勢になり，術者の背筋と首筋が曲がり，視線も下がります．首や肩の凝り，疲れ目の原因になります．

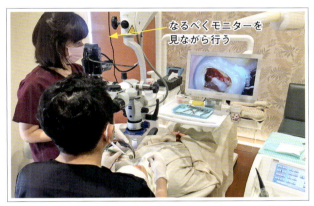

03 術者側から見たアシスタントのポジショニング．アシスタントはなるべくモニターを見ながらアシストを行います．右手にバキュームを持ち薬液や切削片を吸引し，左手のスリーウェイシリンジでミラーにエアーを吹きかけて清掃します．

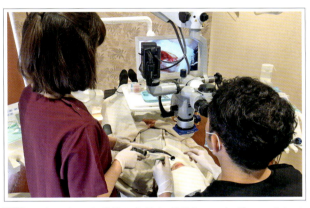

04 アシスタント背後から見たポジショニング．マイクロスコープのハンドルは上方にフリップアップして，アシスタントの術野・視野を広くします．

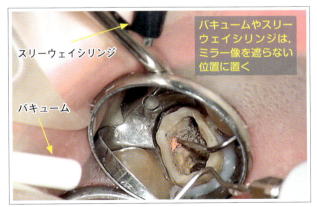

05 アシスタントが見るモニター．モニターで自分が使用しているバキュームやスリーウェイシリンジのポジションを確認します．

3．ミラーテクニックの基本

1）反射角度について：対物レンズとミラーの位置関係（図06）

　視野を広く捉えるためには，対物レンズとミラー面ができる限り平行になるように対峙させ，ミラー正面から像が見えるように，マイクロスコープの視軸，患者の頭位を設定します．この時，ミラー面における反射角度（図06のa）が小さいほど対物レンズとミラー面は平行に近づき，視野は広くなります．

2）ミラーとマイクロスコープのポジショニングによる見え方の違い（図07）

　ミラーは基本的には対合同名歯付近に固定し，対象歯を正面から捉えます．マイクロスコープの視軸も，なるべくミラー正面から捉える位置にポジショニングすることで視野が広くなります．図07のAのように反射角度が小さくなる位置，つまりミラー像の視野円が広くなる位置にマイクロスコープを設定します．この時，対物レンズとミラー面はより平行に近くなります．

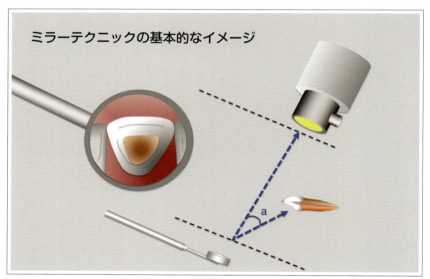

06 対物レンズとミラーの位置関係．ミラー面の反射角度（a）が小さいほど両者は平行となり，ミラーの見え方が正円形に近づくので視野が広くなります．

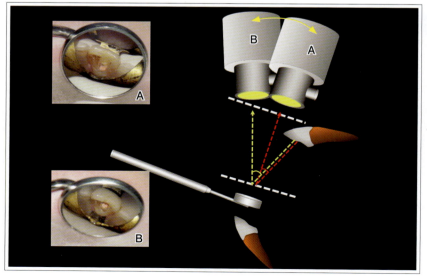

07 マイクロスコープのポジショニングによる見え方の違い（視野：A＞B）．
A：対物レンズとミラー面が平行に近い位置のミラー像．ミラー面の反射角度が小さい（赤点線）．
B：ミラー面の反射角度が大きい時（黄点線）のミラー像．

3）患者とマイクロスコープのポジショニング（図08・図09）

　歯種ごと，上下顎ごとに患者の頭位（ユニットのヘッドレストの位置）を変えて，対象歯の咬合面をより正面に近い位置からミラーで捉えるようにします．

　上下顎ごとの患者の頭位とミラー，マイクロスコープの基本的な位置関係は，次の手順で調整します．

【上顎の場合】（図08）

① 患者の頭位は起こします（青矢印）．

② ミラーは治療対象歯の対合同名歯（A：対象が上顎前歯の場合，下顎前歯，B：上顎小臼歯の場合，下顎小臼歯，C：下顎大臼歯の場合，下顎大臼歯）の咬合面に設定します．

③ 上顎臼歯部の治療ではマイクロスコープは下顎の方向（C'）に移動させます．これにより，上唇や前歯列が視野に入るのを避けることができるようになります．それでも前歯が邪魔な時は，ヘッドレストを下げます．

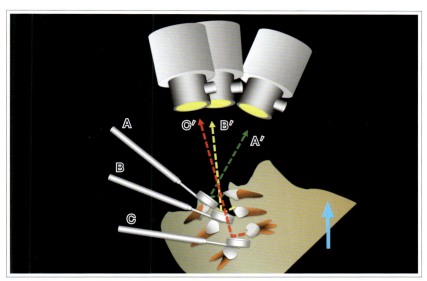

08 上顎歯治療時の患者の頭位とミラー，マイクロスコープの位置関係．
　①患者の頭位は起こします（青矢印）．
　②ミラーは治療対象歯の対合同名歯（A：下顎前歯，B：下顎小臼歯，C：下顎大臼歯）の咬合面に設定します．
　③上顎臼歯部の治療ではマイクロスコープは下顎の方向（C'）に移動させます．上唇や前歯列が視野に入るのを避けるためです．それでも前歯列が邪魔な時はヘッドレストを下げます．

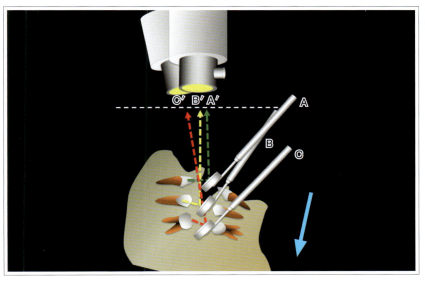

09 下顎歯治療時の患者の頭位とミラー，マイクロスコープの位置関係．
　①患者の頭位は患者が苦しくない範囲で，できるだけ下げます（青矢印）．
　②ミラーは治療対象歯の対合同名歯（A：上顎前歯，B：上顎小臼歯，C：上顎大臼歯）の咬合面に設定します．
　③下顎では上顎と同等に対物レンズとミラーの反射角度を小さくすること，つまり平行性を持たせることができません．なるべく広い範囲のミラー像を得るため，マイクロスコープはすべての歯種においてほぼ真上（A'，B'）か，やや下顎方向（C'）にポジショニングします．

【下顎の場合】（図 09）

① 患者の頭位は患者が苦しくない範囲で，できるだけ下げます（青矢印）．

② ミラーは治療対象歯の対合同名歯（A：対象が下顎前歯の場合，上顎前歯，B：下顎小臼歯の場合，上顎小臼歯，C：下顎大臼歯の場合，上顎大臼歯）の咬合面に設定します．

③ 下顎では上顎と同等に対物レンズとミラーの反射角度を小さくすること，つまり平行性を持たせることができません．なるべく広い範囲のミラー像を得るため，マイクロスコープはすべての歯種においてほぼ真上（A′，B′）か，やや下顎方向（C′）にポジショニングします．

*

以上が術者，マイクロスコープ，アシスタント，患者の基本的なポジショニングです．次の章では，部位ごとにさらに詳しくミラーテクニックとそれぞれのポジショニングについて解説を進めます．

Ⅳ 部位別のポジショニングとミラーテクニック

　本章では部位別（上下顎の前歯，左右小臼歯，左右大臼歯）に，術者，患者，マイクロスコープ，ミラー，アシスタントのポジショニングについて，以下の8項目をもとに写真とイラストで解説します．これらは基本的な項目であって，患者の口腔内の状況や治療の目的に応じて調整する場合があります．

01　理想的な術野
　"理想的な術野"は各部位の最も施術に適した状態を捉えたミラー像で，歯冠，根管が総合的によく見える画像です．

02　術者と患者の頭位，マイクロスコープ，アシスタントの位置関係
　術者，患者，マイクロスコープ，アシスタントの全体的な位置関係を理解するために，真横と真上から見たチェアポジションをイラストで示します．また，必要なポイントをイラスト内に示しました．

03　真上から見たポジション（術者が単独で対象歯を観察する時のポジション）
　真上から見た時の術者（マイクロスコープ），ミラーの適切なポジショニングをイラストと写真で示します．

04　マイクロスコープと対象歯との位置関係
　対象歯の最適なミラー像を得るための，マイクロスコープと患者の頭位の設定位置をイラストで示します．ただし，マイクロスコープとミラーの距離はすべての歯種において250mm前後，手のひらを広げた時の親指〜小指の先くらいが目安です．

05　ミラーとレストを置く位置
　適切かつ安定したミラー像を得るための，ラバーダム装着時のミラーのポジショニングを写真で示します．

06　アシスタントからの視野
　アシスタント方向から見た術野について，術者との連携をするうえで適切なアシスタントのポジショニングを写真で示します．

07　アシスタントによる器具操作とミラーのポジショニング
　術者が単独で根管内を探索する時と，アシスタントが付いて器具操作をする時では，ミラーのポジショニングが変わります．アシスタントによる器具操作時にミラーを前者と同じ方向からポジショニングすると，アシスタント側からは患歯が見えづらくなることがあります．視野を確保するためのミラーのポジショニングについて解説します．

08　不適切な術野とトラブルシューティング
　各部位で起こりがちな不適切な術野とトラブルについて，その原因と解決方法を示します．

注：部位ごとの術者や患者，ミラーなどの理想的なポジショニングをわかりやすく解説するため，本章では患者の代わりとしてファントム模型を用い，一部ラバーダムはあえて装着しない状態で治療状況を再現しました．

1. 上顎前歯

上顎前歯はミラーテクニックで視野を最も広く取ることができます．またVertucciの分類（28頁）では上顎中・側切歯の100％が1根管とされており，一見して難易度が低い歯種と思われがちです．しかし治療成功は高くはなく，稀に犬歯における2根管の存在も報告されており（29頁：根管早見表）慎重な対応が必要です．

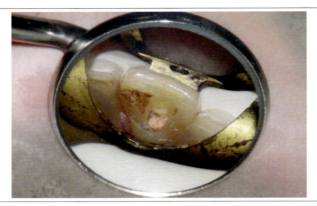
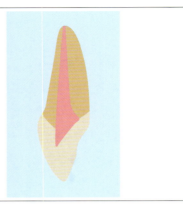

01　理想的な術野（ 1 ）．対物レンズとミラー面が平行に近いので，視野が広く根管口周囲の全体像が視認できます．また，対象歯を視野の中央に捉えることも重要です．

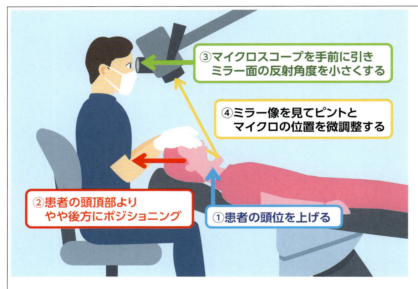
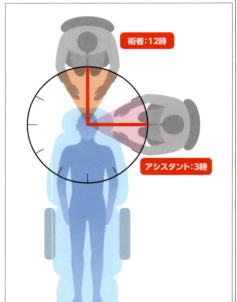

02　術者と患者の頭位，マイクロスコープ，アシスタントの位置関係．イラスト内に示す①〜④の順序でポジショニングします．マイクロスコープを手前に引き，術者のポジションは患者との距離をやや開けることがポイントです．アシスタントは3時の位置にポジショニングします．

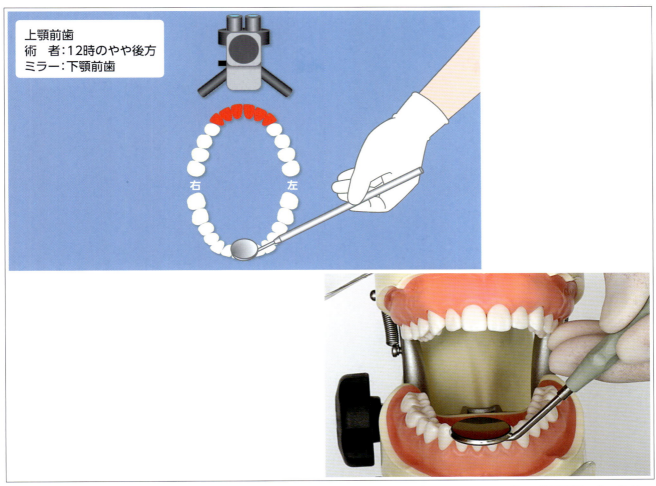

03 真上から見たポジション（単独で観察時）．真上から見た歯列，ミラー，術者（マイクロスコープ）の位置関係です．術者，マイクロスコープはともに12時の位置にポジショニングし，ミラーは左手に持ち，対合する下顎前歯部に置きます．

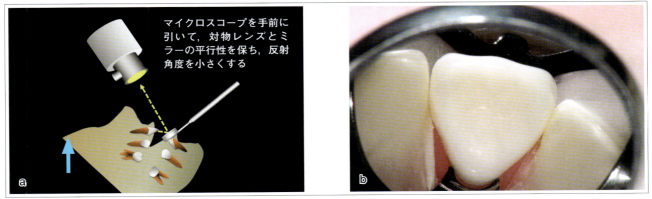

04 マイクロスコープと対象歯との位置関係．患者の頭位を上げて（青矢印），ミラーが対象歯を正面から捉えられるようにします．さらにマイクロスコープを手前に引いて，対物レンズとミラー面の平行性を保ち，ミラー面の反射角度を小さくします．bは正しい位置関係の時（対物レンズとミラー面が平行な状態）のミラー像です．

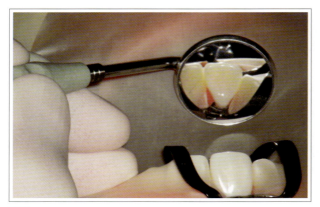

05 ミラーとレストを置く位置．単独で観察時，左手に持つミラーは下顎前歯の切端に軽く乗せて固定し，薬指あるいは小指を左上犬歯～小臼歯付近にレスト固定します．

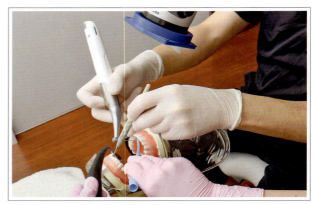

06 アシスタントからの視野．アシスタントは左手にスリーウェイシリンジ，右手にバキュームを持ちます．ミラーの曇りや汚れをスリーウェイシリンジのエアーで飛ばしながら，患歯周囲に飛散する切削片や洗浄液などをバキュームで吸引し，術野の確保に努めます．

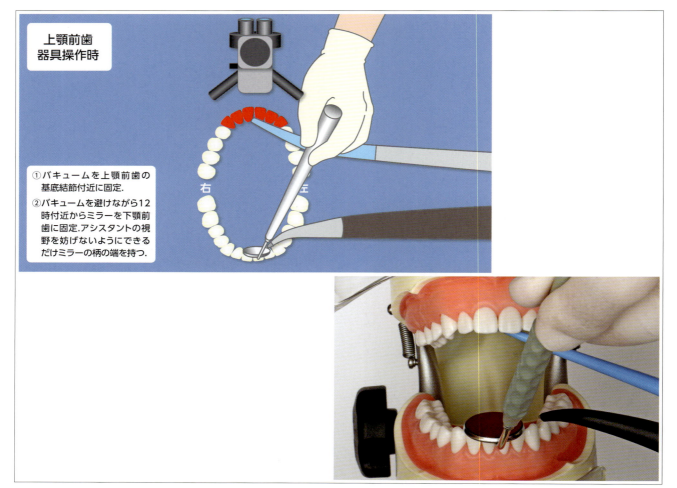

07 アシスタントによる器具操作とミラーのポジショニング．術者が先にミラーをポジショニングしてしまうと，アシスタントはバキュームを入れづらくなるので，先にアシスタントがバキュームの位置を設定してから術者がミラーのポジショニングを行います．

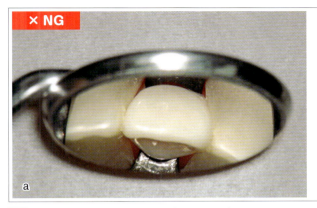
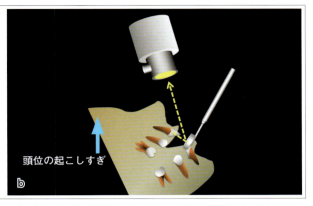

08 不適切な術野．患者頭位の起こしすぎ，またはマイクロスコープの倒しすぎが原因です．ミラー面の反射角度が大きく，視野が狭いだけでなく，術野の舌側面が見えません．

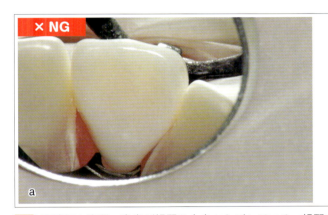
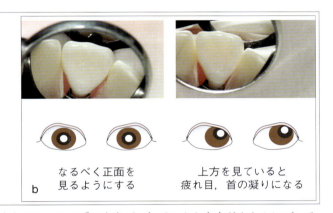

09 不適切な術野．患歯が視野の中央からズレている．視野の中心にあったはずの患歯が，気づいたら左右どちらかにズレることはよくあります．これは術中に患者の頭位がズレるために生じたものです．aのようにズレた場合，術者は自然と左斜め上を見ながら治療をすることになり，疲れ目や首の凝りの原因となります．特に前歯は，患者のちょっとした首の動きで大きく対象歯が動いてしまいます．その都度，マイクロスコープのポジショニングを変えるか，頭位をもとに戻します．

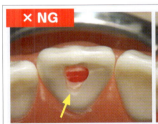
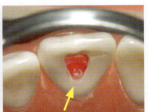
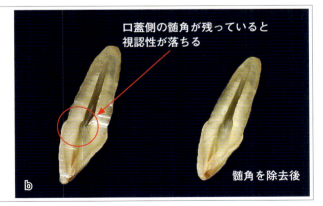

10 不適切な術野．根管が見えない．口蓋側のストレートラインアクセスが不足しているのが原因です．口蓋側の髄角が残っていると視認性が落ちます．LAアクセスバーや超音波チップ，NiTiファイルを使用してエンド三角を取り除き，根管口から根管内の視認性を高めます．歯髄残渣や切削片などの汚染物が髄角直下に残存していることもあるので，確実に除去する必要があります．

2. 上顎右側小臼歯

上顎小臼歯の根管形態は Type Ⅰから Ⅷ まで多種多様です．はじめに根管口の数と根尖孔の数，分岐を確実に把握することが重要です．そのためにはコーンビーム CT（以下，CBCT）が最も有効ですが，マイクロスコープ観察下で洗浄液を入れたり，バキュームで吸引したりすると，薬液の流れ方で各根管の繋がり具合を把握することが可能です．

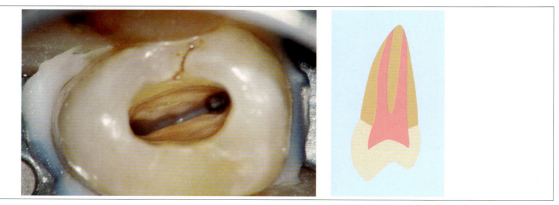

01 理想的な術野（4|）．Vertucci の分類 Type Ⅳ（×13.6）．頬舌 2 根管が根尖付近まで視認でき，分岐部髄床底をはっきり確認できます．

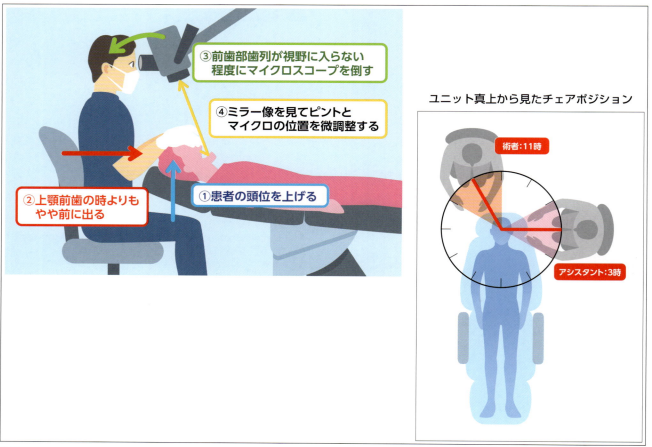

02 術者と患者の頭位，マイクロスコープ，アシスタントの位置関係．前歯部歯列が視野に入らない程度にマイクロスコープを手前に倒します．術者のポジションは上顎前歯の時よりもやや前に出ます．アシスタントは 3 時の位置にポジショニングします．

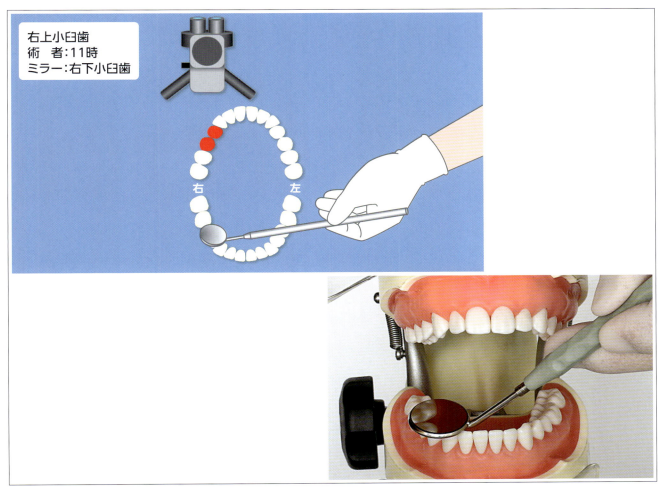

03 真上から見たポジション（単独で観察時）．術者，マイクロスコープはともに11時方向にポジショニングし，左手のミラーは右下小臼歯付近に置きます．

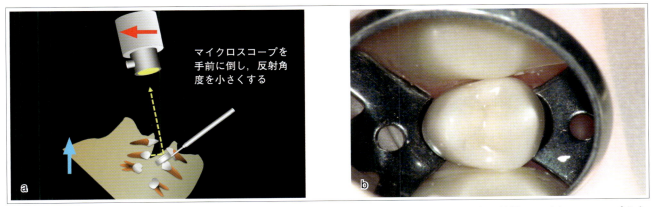

04 マイクロスコープと対象歯との位置関係．患者の頭位を上げて，上顎前歯が視野に入らない範囲でマイクロスコープを少し手前に倒し，ミラー面の反射角度を小さくします．bは適切な位置関係の時のミラー像です．

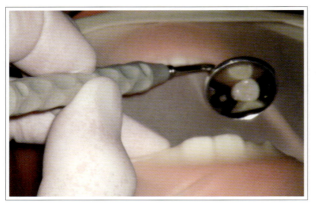

05 ミラーとレストを置く位置（ラバーダム装着時）．左手のミラーは右下小臼歯の咬合面に乗せて固定し，薬指を左上側切歯付近にレスト固定します．

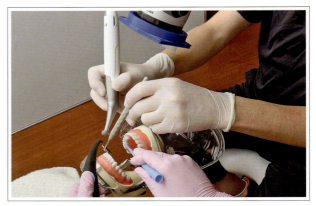

06 アシスタントからの視野．

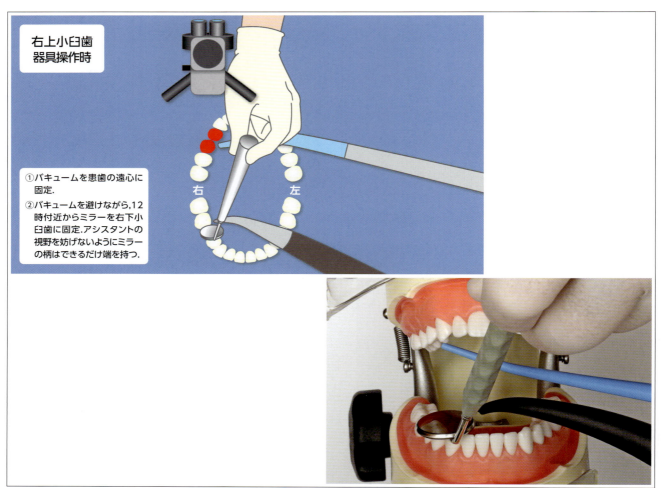

右上小臼歯器具操作時

① バキュームを患歯の遠心に固定．
② バキュームを避けながら，12時付近からミラーを右下小臼歯に固定．アシスタントの視野を妨げないようにミラーの柄はできるだけ端を持つ．

07 アシスタントによる器具操作とミラーのポジショニング．アシスタントが先にバキュームの位置を小臼歯の遠心に固定して，その後，術者がミラーを12～1時方向から挿入，固定します．また，ミラーを持つ術者の手がアシスタントの視野を妨げないよう，レスト固定はせずにミラーの端を持ちます．

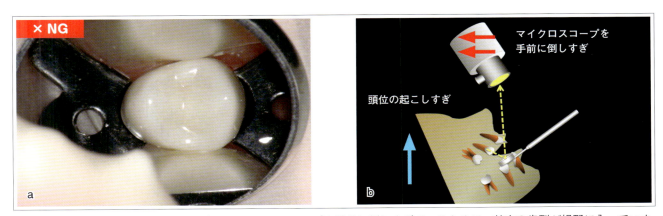

08 不適切な術野．頭位の起こしすぎか，マイクロスコープを手前に倒しすぎているために，前方の歯列が視野に入っています．術野の手前にボヤけた像があると，治療がやりづらくなります．頭位またはマイクロスコープの傾きのどちらかを調整して，患歯のみがミラーの視界に入るように調整します．

3. 上顎右側大臼歯

　上顎大臼歯で最も注意が必要なのは，近心頬側副根管（MB2）です．MB2は第一大臼歯で55％，第二大臼歯で29％と高率に発現するので，はじめから4根管であることを前提に根管の探索を行うべきでしょう．MB2の有無の確認は術前のCBCT診査が最も有効です．CBCTとマイクロスコープの併用でMB2の見落としを格段に防ぐことが可能になります．

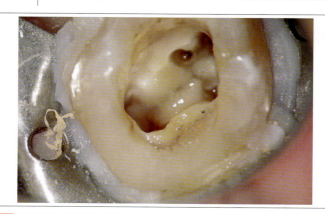

MB根の分類			
第一大臼歯	45%	37%	18%
第二大臼歯	71%	17%	12%

01 理想的な術野（6｜）．なるべくすべての根管が一望できることが理想です．この歯の各根管はイスムスで繋がっています．イスムスは10倍前後の倍率で確認できますが，歯髄残渣など汚染物質が埋まっていることが多いので，探索の際は根管洗浄を十分に行うことが重要です（column「根管洗浄における撹拌の重要性」（21頁）を参照）．

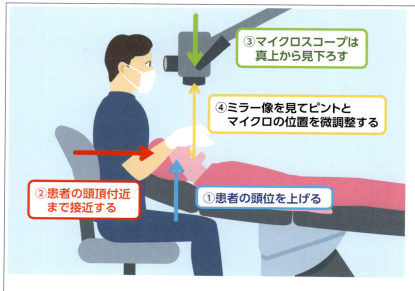
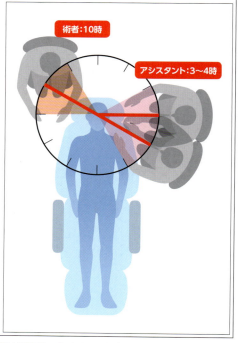

02 術者と患者の頭位，マイクロスコープ，アシスタントの位置関係．前方の歯列が視野に入らない程度に，患者の頭位を上げます．マイクロスコープは真上から垂直に見下ろすように設定します．術者のポジションは患者の頭頂付近まで接近します．アシスタントは3〜4時の位置にポジショニングします．

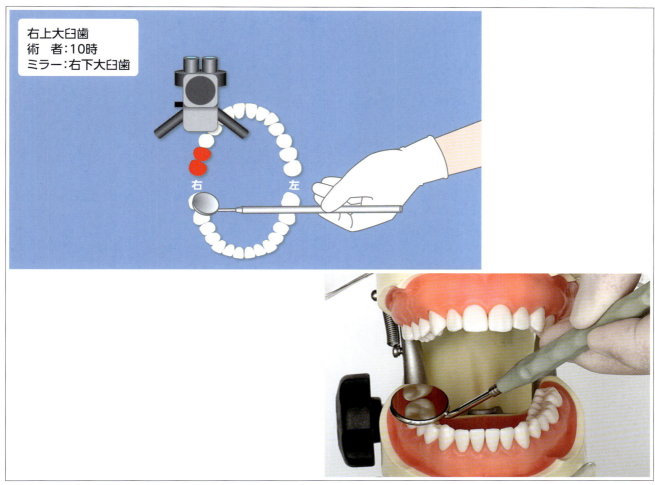

03 真上から見たポジション（単独で観察時）．術者とマイクロスコープは10時の位置にポジショニングします．前歯や小臼歯の時と比べてマイクロスコープは真上にポジショニングする（図02・図04参照）ので術者は前方（患者の頭頂近く）に移動します．左手のミラーは対合する右下大臼歯咬合面に固定します．慣れないと前方の小臼歯付近にポジショニングしがちになるので（図08参照），目視で確認すると良いでしょう．

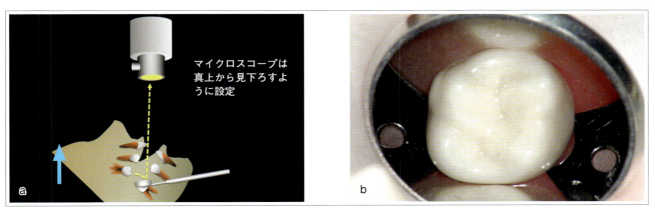

04 マイクロスコープと対象歯との位置関係．ミラーが対象歯の咬合面を正面から捉えるよう，患者の頭位を起こします．その際，前方の歯列が視野に入らないようにするために，マイクロスコープは真上から視軸をミラーに向けます．bは適切な位置関係の時のミラー像です．

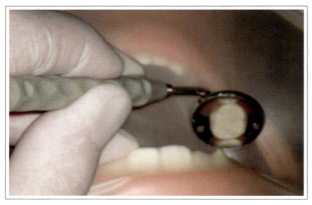

05 ミラーとレストを置く位置．左手のミラーは右下大臼歯の咬合面に乗せて固定し，薬指を左上側切歯〜犬歯付近にレスト固定します．

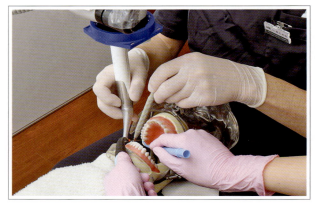

06 アシスタントからの視野．上顎右側大臼歯は下顎と同様，アシスタントからは最も遠くに存在するので視野の確保や器具の挿入が難しい歯種です．状況に応じて3〜4時の範囲でポジショニングします．

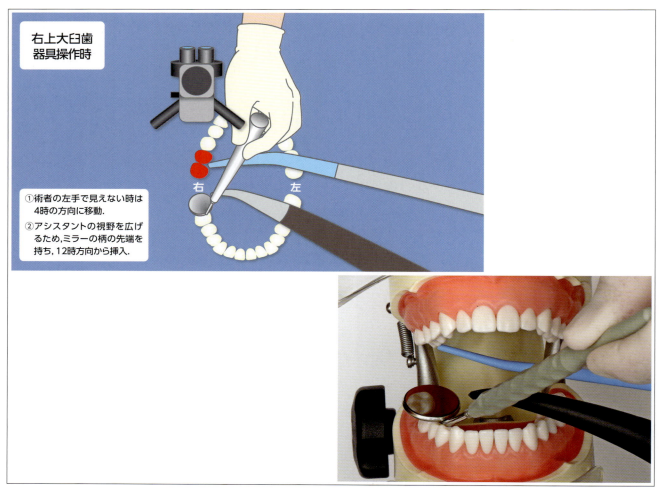

07 アシスタントによる器具操作とミラーのポジショニング．アシスタントが先にバキュームを対象歯の遠心に固定して，その後，術者が12時方向からミラーを挿入，固定します．また，ミラーのレストを図05の位置に置いてしまうとアシストができなくなるので，術者の左手はミラーの端を持ちます．結果としてミラーを持つ左手はレストを置けないので，ミラーヘッドを対合歯またはラバーダムクランプのスプリング部に固定します．右側大臼歯はアシスタントから遠くに位置するので，見えづらい時はアシスタントは4時付近に移動します．

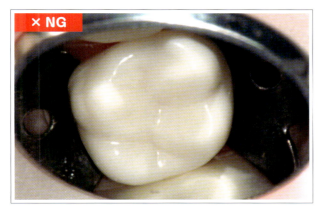

08 不適切な術野．大臼歯で起こりがちなミラーのポジショニング不良が原因です．ミラーの位置が下顎小臼歯付近にあるため，この状態では根管内は見えません．咬合面を正面から捉えるように，下顎大臼歯にミラーをポジショニングします．

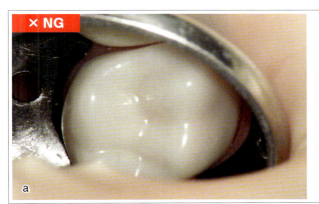 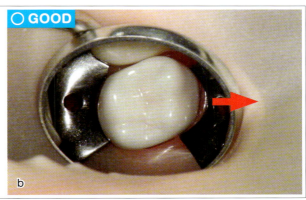

09 不適切な術野．開口量が少ない患者の右上第二大臼歯では，上口唇や歯列が視界を遮ってしまう場合があります（a）．このような時は，ミラーのポジショニングを下顎第二大臼歯の咬合面よりも，口角寄り（赤矢印）に移動すると，口唇を避けて患歯全体が見えるようになります（b）．バイトブロックを使用して顎位を安定させることも有効な手段です．

One Point

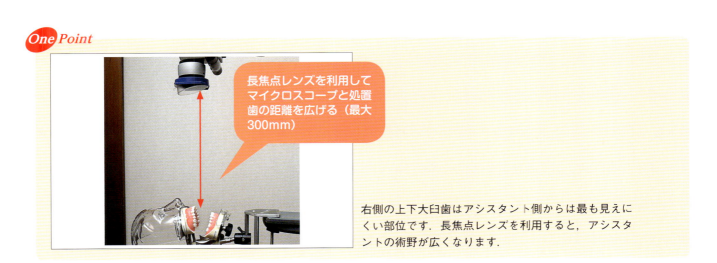

右側の上下大臼歯はアシスタント側からは最も見えにくい部位です．長焦点レンズを利用すると，アシスタントの術野が広くなります．

4. 上顎左側小臼歯

左側では術者のチェアポジションの違いで見え方が大きく変わります（図08）．筆者の場合，マイクロスコープを使用しない日常の臨床では，ほとんどの歯種において9～12時の位置で診療を行いますが，マイクロエンドで上顎左側の治療を行う場合は1時寄りのチェアポジションが有効です．

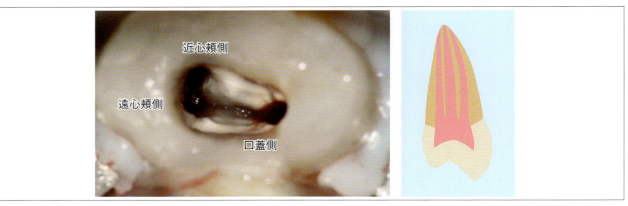

01 理想的な術野（|4）．Type Ⅷ（3根管）の上顎第一小臼歯は発現率5％のレアな根管です．しかし，長い年月臨床に携わっていく中で，5％は決して少ない数字ではないかもしれません．

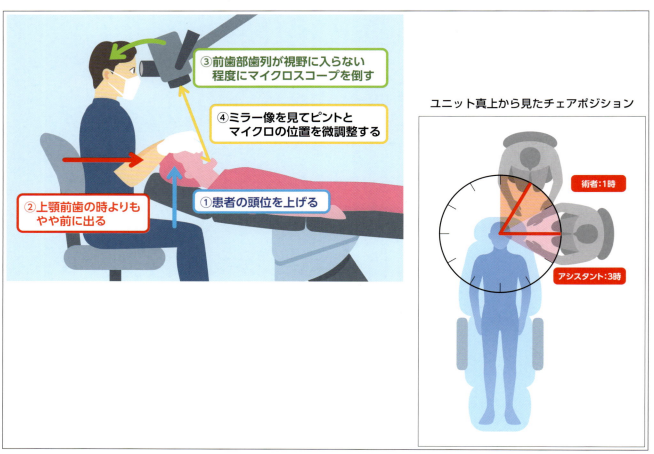

02 術者と患者の頭位，マイクロスコープ，アシスタントの位置関係．対物レンズとミラーの位置関係は右上小臼歯と同じです．マイクロスコープは手前に引き，前歯列が視界に入らない程度に患者の頭位を上げてミラー面の反射角度を小さくします．異なる点は術者のチェアポジションです（右上小臼歯は11時）．アシスタントは3時の位置にポジショニングします．

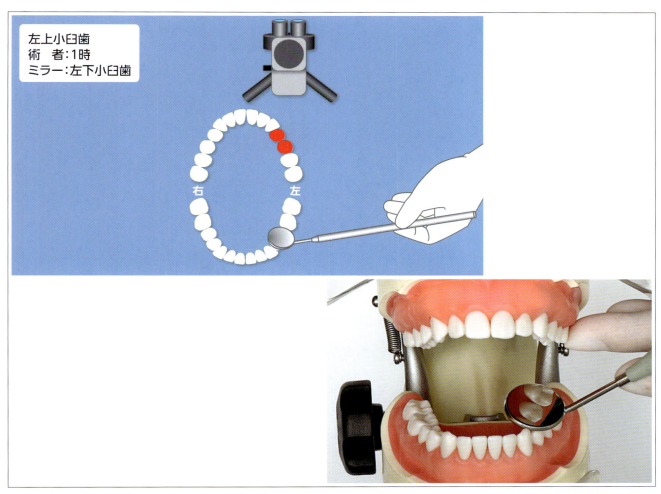

03 真上から見たポジション（単独で観察時）．術者とマイクロスコープは1時付近にポジショニングし，ミラーは左下小臼歯に固定します．

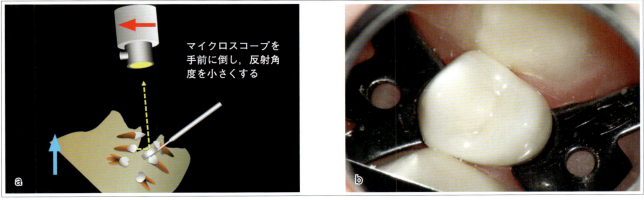

04 マイクロスコープと対象歯との位置関係．患者の頭位を上げて上顎前歯が視野に入らない範囲でマイクロスコープを手前に倒し，ミラー面の反射角度を小さくします．bはマイクロスコープと対象歯が正しい位置関係の時のミラー像．

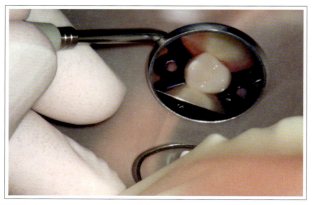

05 ミラーとレストを置く位置．左手のミラーは左下小臼歯咬合面に置き，薬指を左上大臼歯の頬側歯肉，または口角付近にレスト固定します．ミラーをラバーダムクランプのスプリング上に固定しても効果的です．

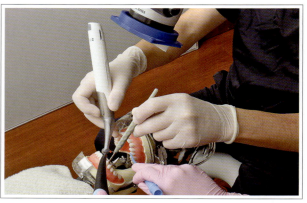

06 アシスタントからの視野．アシスタントは3時方向で見やすい位置に移動します．術者との距離が近くなるので，アシストがしづらい時は術者と声を掛け合ってベストなポジションを探します．

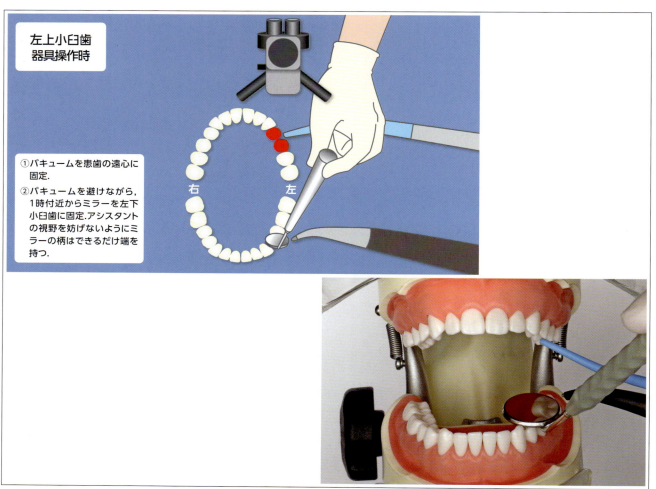

左上小臼歯器具操作時

① バキュームを患歯の遠心に固定．
② バキュームを避けながら，1時付近からミラーを左下小臼歯に固定．アシスタントの視野を妨げないようにミラーの柄はできるだけ端を持つ．

右　左

07 アシスタントによる器具操作とミラーのポジショニング．アシスタントがバキュームを患歯の遠心に置いてから，術者がミラーを1時付近から挿入し，対合する左下小臼歯にミラーヘッドを固定します．ミラーを持つ左手がバキュームと交錯しないよう，またアシスタントの視野を確保するため，レスト固定はせずにミラーの端を把持します．

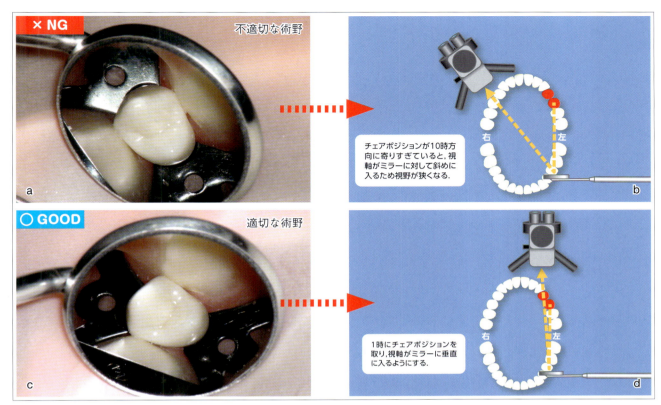

08 不適切な術野．aは術者とマイクロスコープのポジションが10時付近に寄りすぎており，適切な1時付近からのcの術野と比較してミラー面が斜めで視野が狭く，ミラー像も時計方向に回転しているので近遠心方向が判別しにくくなります．視軸がミラー面に対して斜めに入っているためです．

5. 上顎左側大臼歯

ミラーやアシスタントが使う器具のポジショニングスペースが頬粘膜や口角によって制約を受けます．前歯の歯列を避けながらの処置になるので，上顎の中では難易度の高い部位と言えるでしょう．本項では主に第二大臼歯を中心に解説します．

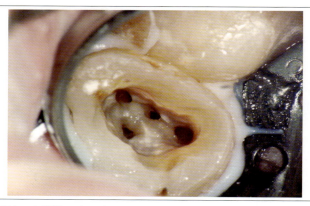
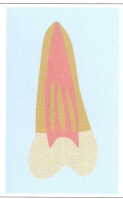

01 理想的な術野（|7）．上顎第二大臼歯のMB2の発現率は29％です．近心頬側壁を落として視認性を高め，インスツルメンテーションを行いやすくします．なるべく単一視野ですべての根管が見えるように，アクセスキャビティーを形成します．本症例はVertucciの分類にもない単根歯で4根管口，1根尖孔の左上第二大臼歯です．ファイルなどを根管に挿入すると，他の根管口からファイルの先端を確認できるのでそれとわかります．

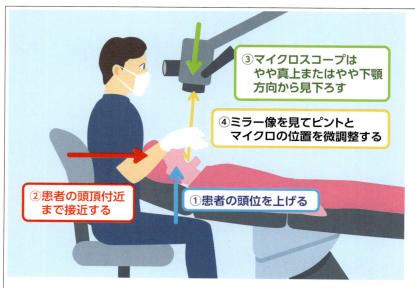
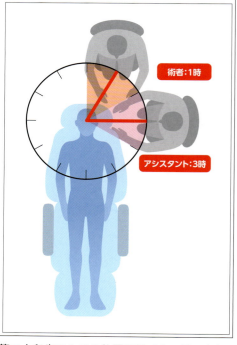

02 術者と患者の頭位，マイクロスコープ，アシスタントの位置関係．図は主に第二大臼歯における位置関係です．第一大臼歯は右側に準じます．他の上顎歯と同様に患者の頭位を上げます．術者は1時にチェアポジションを取ります．マイクロスコープの視軸はやや下顎方向からミラーに向け，上顎前歯が視野に入るのを避けます．第一大臼歯でも前歯が視野に入ってしまう時は，マイクロスコープは第二大臼歯と同様のポジションを取ります．アシスタントは3時の位置です．

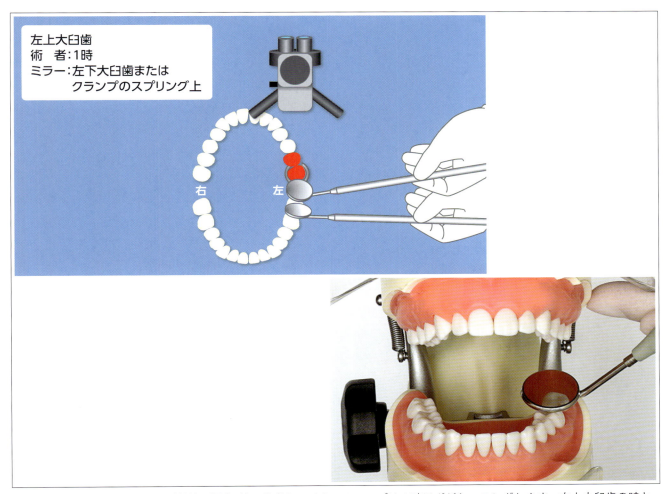

03 真上から見たポジション（単独で観察時）．術者とマイクロスコープは1時にポジショニングします．左上小臼歯の時と比べてマイクロスコープは下顎方向にポジショニングする（図04参照）ので，術者は前方に移動します．ミラーは対合する下顎大臼歯咬合面またはラバーダムクランプのスプリング上に固定します．

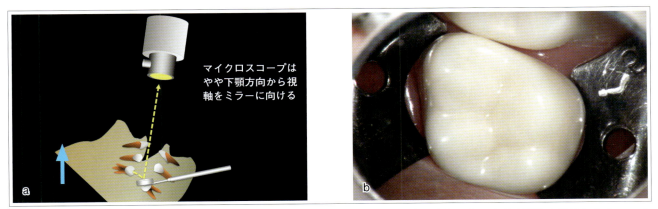

04 マイクロスコープと対象歯との位置関係．ミラーが第二大臼歯の咬合面と向き合うよう，患者の頭位を起こします．マイクロスコープは前歯歯列を避けるために，やや下顎方向から視軸をミラーに向けます．bは正しい位置関係で見た左上第二大臼歯です．

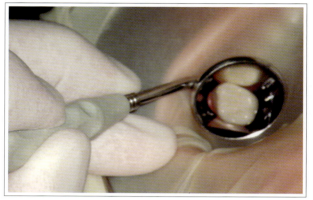

05 ミラーとレストを置く位置．薬指のレストは左側口角付近に軽く乗せ，口唇を挟まないように注意しながら，ミラーヘッドを左下大臼歯の咬合面に固定します．

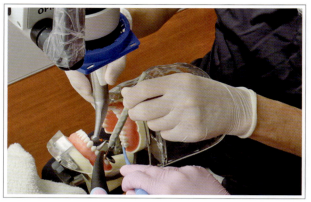

06 アシスタントからの視野．アシスタントは3時方向で見やすい位置に移動します．すべての歯種で言えることですが，アシストしづらい時は，術者と声を掛け合ってベストなポジションを探します．

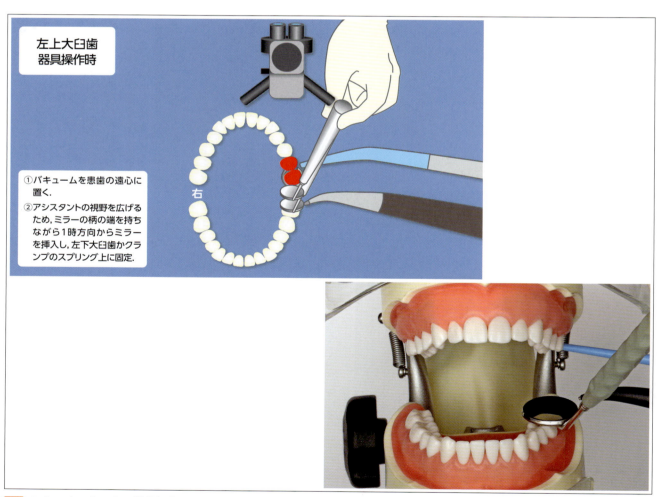

07 アシスタントによる器具操作とミラーのポジショニング．実際には口唇や頬粘膜があるため，ミラーやバキュームなどを置くスペースは限られています．それでも患者の安全第一を考えて，バキュームのポジショニングが第一優先です．

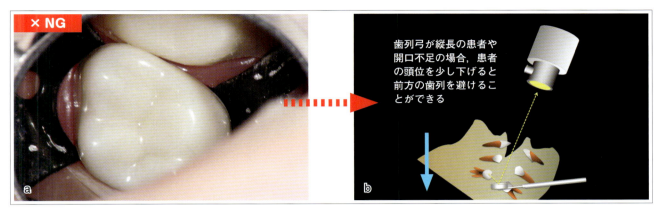

08 不適切な術野．上顎歯列が術野を遮るケース．歯列弓が縦長の人や開口不足の場合に，上顎大臼歯で起こりやすい術野不良です．このような時は，患者の頭位を少し下げるか，マイクロスコープをやや下顎方向から向けると，前方の歯列を避けることができます．

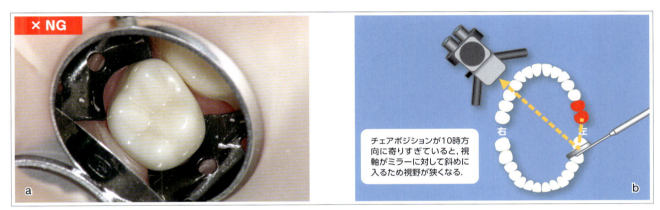

09 不適切な術野．術者のチェアポジションが10時方向に寄りすぎているため，マイクロスコープの視軸がミラーに垂直に当たっていません（**図04**と比較）．そのため視野が狭くなるだけでなく，対象歯のすぐ横にクランプのスプリングが見えています．時に対象歯とスプリングが交差してしまうので，チェアポジションを1時寄りに変更する必要があります．

6. 下顎前歯

　Vertucci の分類では1根管の中切歯，側切歯，犬歯はそれぞれ70％，75％，78％とされており，CBCT を使用した最新の論文では1根管の中・側切歯は60％前後と報告されています[12]．どの歯種においても決して単純な根管ではないことが窺えます．

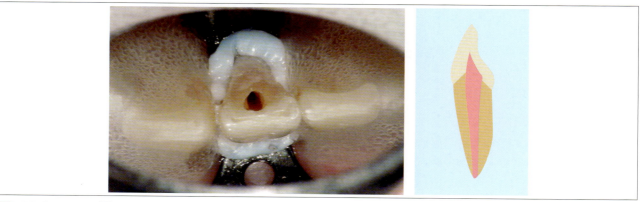

01 理想的な術野（図2）．根管口から根尖孔方向を一望できるよう，患者の頭位を下げ，下顎を突き出すようにポジショニングしています（図02・図04参照）．

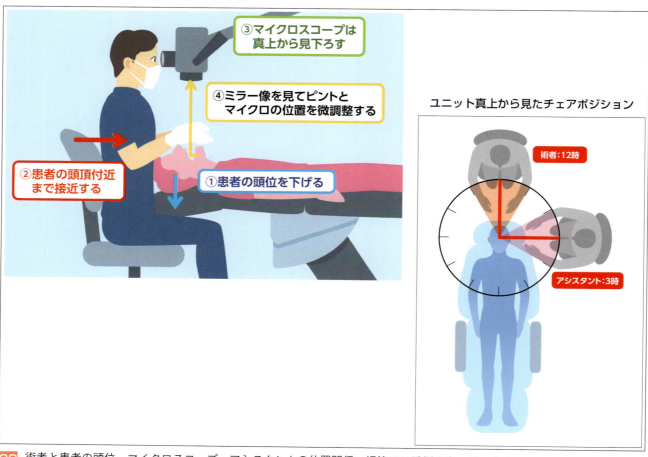

02 術者と患者の頭位，マイクロスコープ，アシスタントの位置関係．根管口は舌側を向いているのでヘッドレストを倒して患者の頭位を下げ，ミラーが根管口を正面から捉えるようにします．術者は患者の頭位に接近し，マイクロスコープの視軸は真上からミラー表面に向け，アシスタントは3時の位置にポジショニングします．

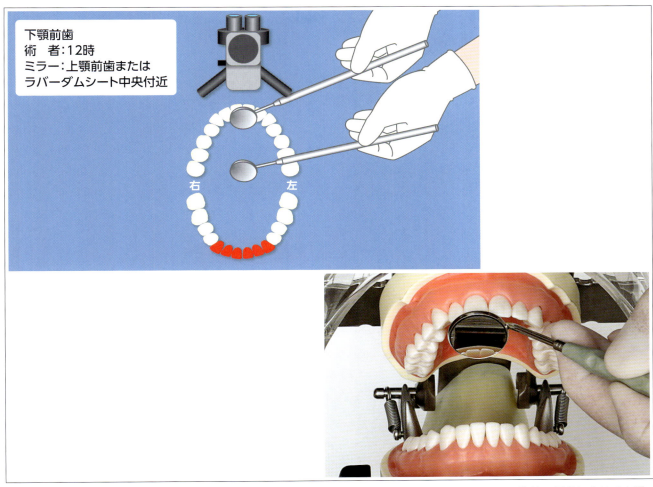

03 真上から見たポジション（単独で観察時）．術者のチェアポジションは12時です．ミラーは，歯軸の傾斜に応じて上顎前歯またはラバーダム中央付近に固定します．

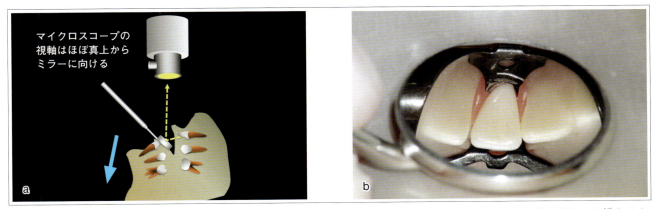

04 マイクロスコープと対象歯との位置関係．患者の頭位をできる限り下げて，ミラーが対象前歯の舌側を正面から捉えるようにポジショニングします．マイクロスコープの視軸は，ほぼ真上からミラー表面に向けます．

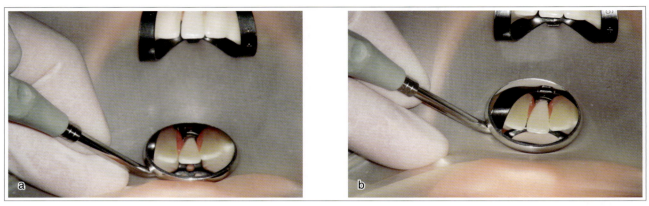

05 ミラーとレストを置く位置．副根管の見落としを避けるため，左手のミラーは上顎前歯（a：舌側寄りの根管を見る時）からラバーダム中央付近（b：唇側寄りの根管を見る時）まで広くポジショニングをします．薬指によるレスト固定は左上切歯付近です．

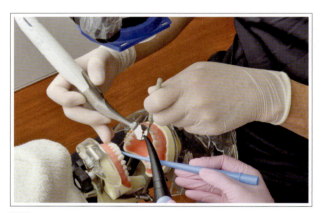

06 アシスタントからの視野．下顎前歯は対象歯とミラーが離れているので，アシスタントからは視認性が高い部位です．

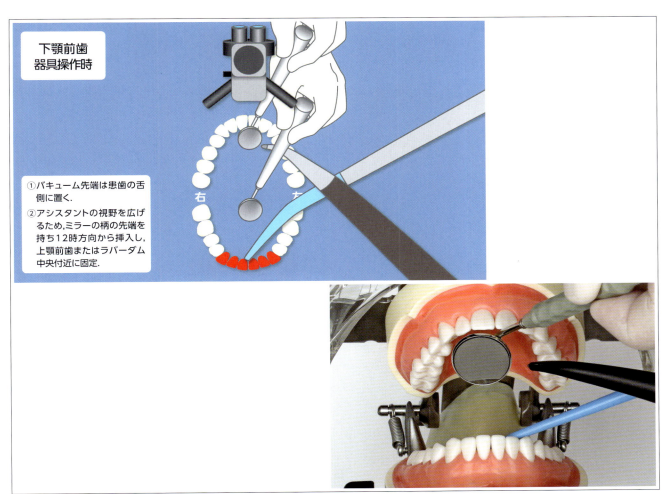

07 アシスタントによる器具操作とミラーのポジショニング．はじめにアシスタントが適切な位置にバキュームをポジショニングしてから，術者はミラーを12時方向から挿入し，上顎前歯またはラバーダム中央付近に固定します．

7. 下顎前歯（直視の場合）

　中・側切歯の一部はミラーテクニックではなく，直接根管内を見ることができます．直視できるのは残根状態など状況は限られますが，ミラーテクニックの時よりも視野は広くなります．

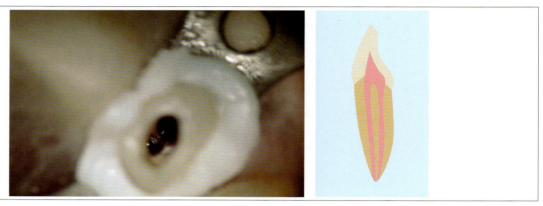

01 理想的な術野（[2]）．直視で見た Vertucci の分類 Type Ⅳ，2根尖孔を有する右下側切歯です（根管拡大終了時）．唇側の主根管に対して副根管は鋭角に舌側方向にあり，根管口は狭窄していることもあるのでマイクロファイルや MC K ファイル（22頁参照）などを使用して入念に探索します．

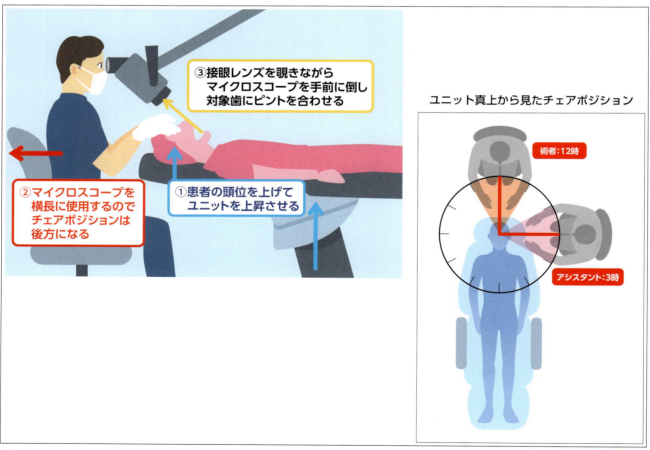

02 術者と患者の頭位，マイクロスコープ，アシスタントの位置関係．ミラー使用時と異なるのは患者の頭位を起こすことです．その後，裸眼で根管口を直視できる位置までユニットを上昇させます．マイクロスコープを横長に使うので，術者のポジションは後方に下がります．歯冠がない残根歯などでは，直視が有効です．アシスタントは3時の位置にポジショニングします．

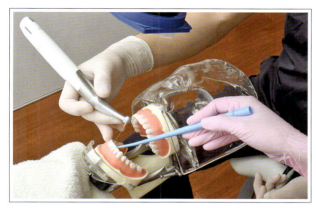

03 アシスタントからの視野．直視の場合，術者のチェアポジションは12時後方です．術者の左手はフリーになり，ミラーによる制約もないのでアシスタントから見た視野も広くなります．

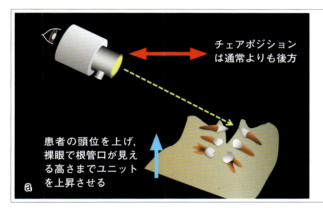 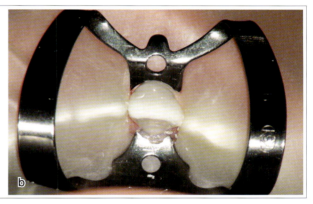

04 マイクロスコープと対象歯との位置関係．患者の頭位を上げてから，術者が裸眼で根管口が見える高さまでユニットを上昇させます．マイクロスコープを横長にして使用するので，ピントが合うチェアポジションは通常よりも後方になります．

8．下顎右側小臼歯

> 2007年の報告では，下顎第一小臼歯は約24%が2根管，21%が2根尖孔で，第二小臼歯は99.6%が1根管で，複数の根管や根尖孔はきわめて稀であると報告されています[13, 14]．さらに，2根管または2根尖孔の第一小臼歯は日本人には少ないとも述べられていますが，大切なことはその存在を意識してマイクロスコープで探索することです．

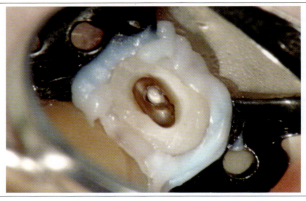
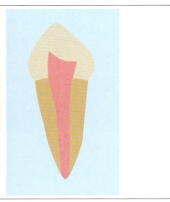

01 理想的な術野（|4|）．Type I，1根管の右下第一小臼歯です．大臼歯と比べて対合歯とのスペースが広いので，下顎の中では比較的広い視野を確保することができます．

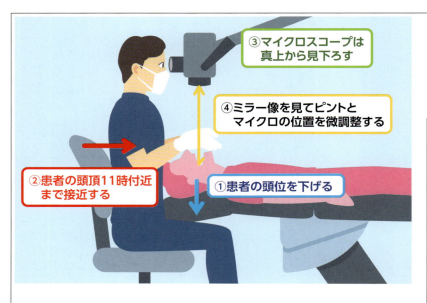
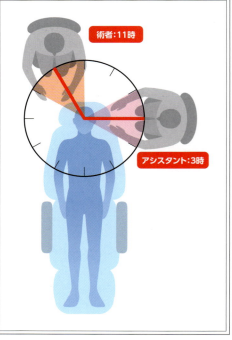

02 術者と患者の頭位，マイクロスコープ，アシスタントの位置関係．患者の頭位を下げ，下顎が前に突き出るようにヘッドレストを設定します．上顎歯列や口唇の影響を受けにくいので，マイクロスコープはほぼ真上のポジションで処置が可能です．アシスタントは3時付近にポジショニングします．

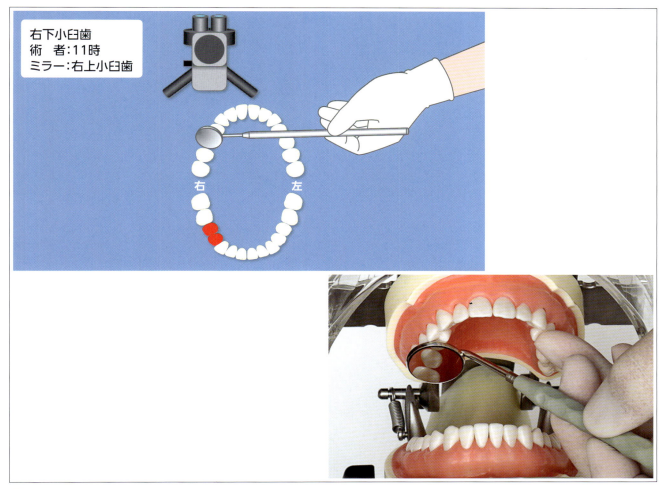

03 真上から見たポジション（単独で観察時）．術者は11時付近に，左手のミラーは右上小臼歯にポジショニングします．

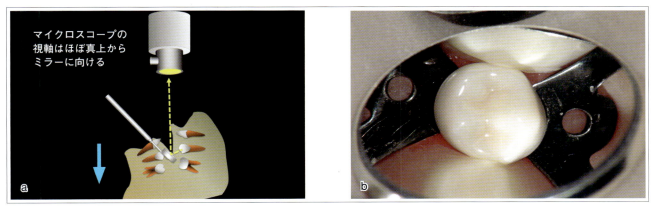

04 マイクロスコープと対象歯との位置関係．
　a：患者の頭位を下げ，対象歯の咬合面をミラーに向けます．マイクロスコープの視軸は，ほぼ真上からミラーに向けて反射角度が小さくなるように調整します．
　b：適切なポジショニング時のミラー像です．

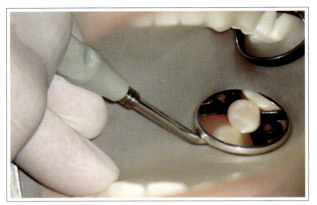

05 ミラーとレストを置く位置．ミラーは右上小臼歯またはラバーダムクランプのスプリング上に固定し，薬指を左上前歯部付近にレスト固定します．

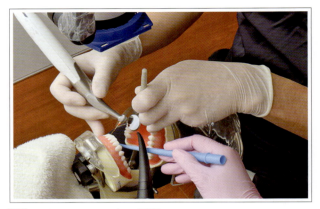

06 アシスタントからの視野．

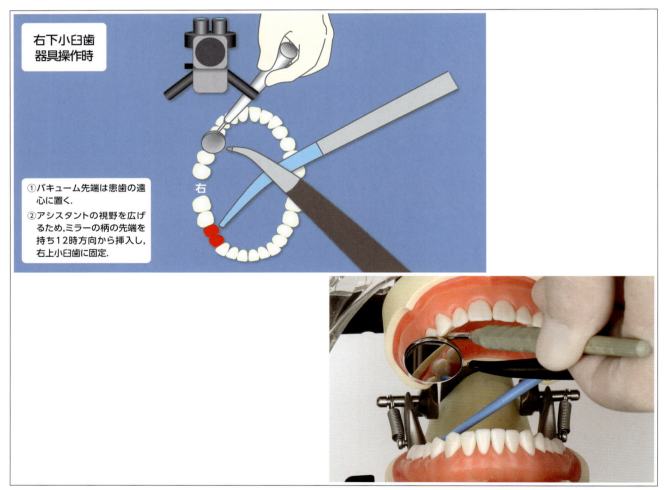

07 アシスタントによる器具操作とミラーのポジショニング．アシスタントは3時付近にポジショニングします．安全を考慮してバキュームを患歯の遠心舌側に置くことを優先します．その後に術者がミラーを12時付近から挿入します．

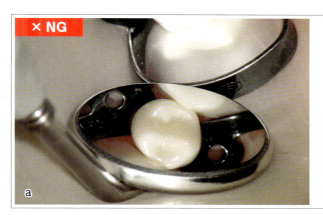
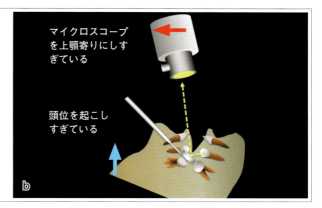

08 不適切な術野．対象歯はミラー内に収まっていますが，ミラーが細長くなっています（a）．患者の頭位の起こしすぎ（青矢印），またはマイクロスコープの視軸が上顎方向（赤矢印）からミラーに入っているためです（b）．

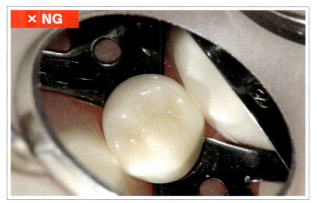

09 不適切な術野．チェアポジションが10時方向に寄りすぎているため歯軸が極端に時計回りに回転して，近遠心や頰舌側の区別がつきにくくなります．またクランプのスプリングが術野の手前に入っているので，診療の目障りになります．

column【2根管小臼歯の根管治療について】

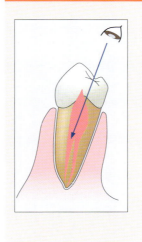

　下顎小臼歯の歯軸は舌側に傾いているので，術者の視線（青矢印）は頰側の主根管に向きますが，副根管は主根管から鋭角に舌側に向いている傾向があるので見落としがちです．治療中の根管が頰側または舌側に寄っていると感じたら，他方をファイルで探索してください．根管口は必ずしも明瞭に開いているわけではありません（73頁のOne Point 参照）．

9．下顎右側大臼歯

　下顎の場合，ミラー像は近遠心が反転するので大臼歯のような複根管では上顎と比べて難易度が高くなります．ちょうど逆立ちをしてものを見ている感覚です．日頃は直視で治療することが多い部位なので，ミラーテクニックに早く慣れることがポイントです．特に下顎大臼歯は保険算定が可能になった樋状根や4根管など，マイクロエンドの有効性が高い部位です．

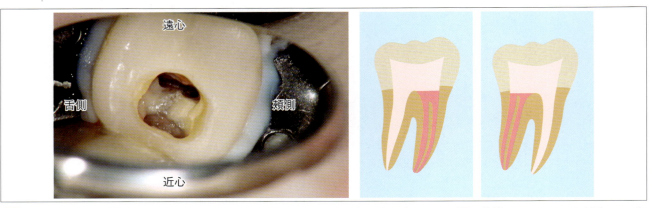

01　理想的な術野（6̄）．近・遠心根ともにType Ⅳ，4根管の右下第一大臼歯です．上顎と比較して，ミラーと対物レンズの平行性が取りにくいので，ミラーが楕円になり視野が狭くなります．頬舌・近遠心関係は写真中に記載したとおりです．

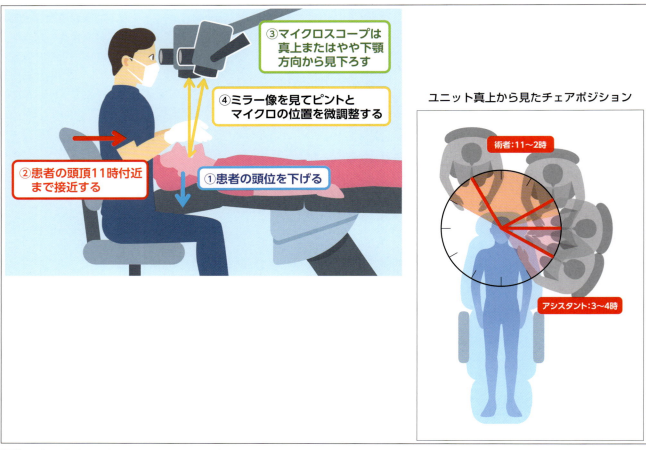

02　術者と患者の頭位，マイクロスコープ，アシスタントの位置関係．右下小臼歯とほぼ同様で，術者のチェアポジションは11時付近です．マイクロスコープの視軸は真上，または少しだけ下顎方向からミラーに向けます．アシスタントは3〜4時の位置にポジショニングします．

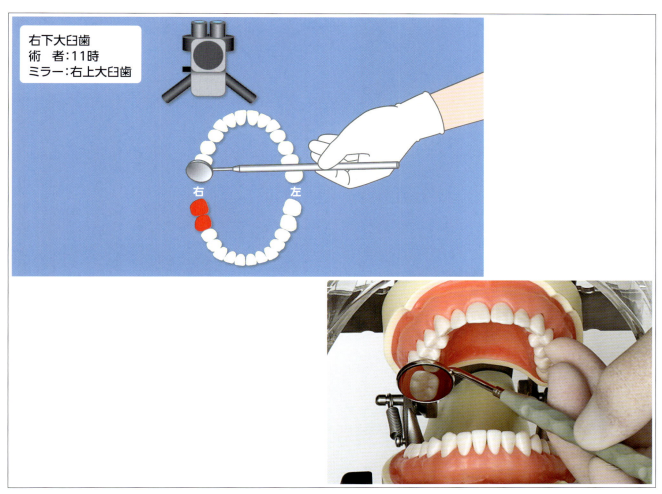

03 真上から見たポジション（単独で観察時）．基本的なチェアポジションは11時付近がベストですが，根管の向きが多様なので状況に合わせて2時付近まで移動する場合もあります（図04参照）．

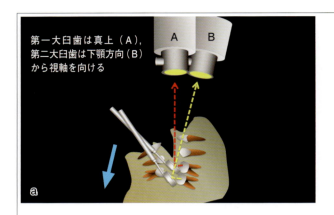

第一大臼歯は真上（A），第二大臼歯は下顎方向（B）から視軸を向ける

術者のポジションを変えた時のミラー像．根管の向きに応じてチェアポジションを変える

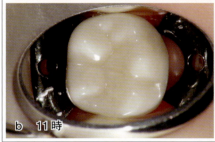

b　11時

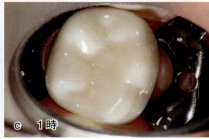

c　1時

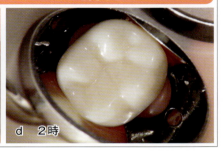

d　2時

04 マイクロスコープと対象歯との位置関係．患者の頭位を下げ，ミラーが対象歯の咬合面を正面から捉えられるようにします．マイクロスコープの視軸は真上またはやや下顎方向からミラーに向け，広い視野を確保します．b〜dはミラーの位置は固定していますが，術者のポジションを11時（b），1時（c），2時（d）の位置から見たミラー像です．根管の向きに応じてチェアポジションを変えます．ミラーの角度を変えることも可能ですが，ミラー面はより楕円形になるので視野が狭くなります．

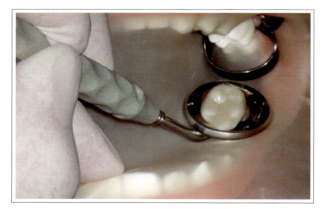

05 ミラーとレストを置く位置．ミラーは右上大臼歯付近，またはクランプのスプリングの上に固定します．ミラーを持つ左手の薬指を，上顎前歯付近にレスト固定します．

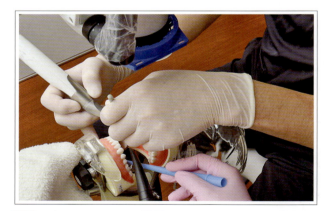

06 アシスタントからの視野．アシスタントからは最も見えにくい部位です．マイクロスコープのハンドルをフリップアップし，長焦点レンズの場合は焦点距離を長くし，術野を広く取ります．

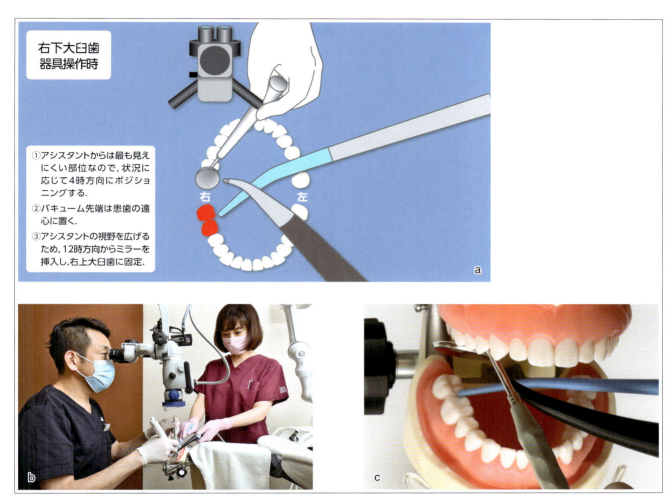

07 アシスタントによる器具操作とミラーのポジショニング．はじめにアシスタントがバキュームを対象歯の遠心から舌側付近に固定します．その後，空いたスペースである12時付近から術者がミラーを挿入します．この時，バキュームと術者の左手が交錯しないように，術者はミラーの柄の端を把持します．術者はレスト固定をしないほうが，アシスタントの視野が広がります．

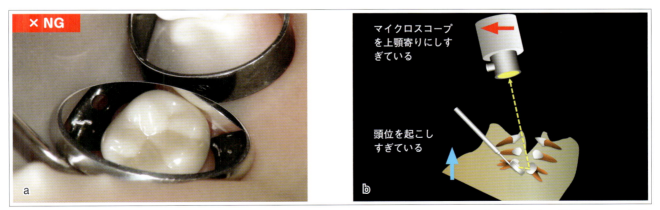

08 患歯がミラーの中に収まらず，かつ上顎の歯列が視野を遮っています．マイクロスコープを下顎方向に移動するか，患者の頭位を少し下げましょう．

10. 下顎左側小臼歯

　下顎小臼歯は左右ともに下顎歯列弓の曲がり角，つまり歯列弓の彎曲が最も強いところに位置するので，チェアポジションによって見え方が大きく変化します．目的に応じて10時から1時の範囲でチェアポジションを取ります．

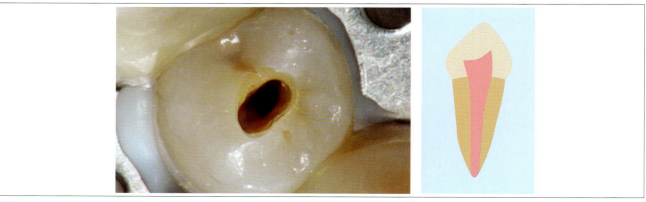

01 理想的な術野（TypeⅠの 4̄ ）．これは1時のチェアポジションで見た視野です．マイクロスコープからの視軸が根管内にまっすぐ入っています．彎曲や狭窄がなければ，根尖孔まで同時に見ることができます．貼薬剤が根尖孔に確実に届いていることも確認できます．

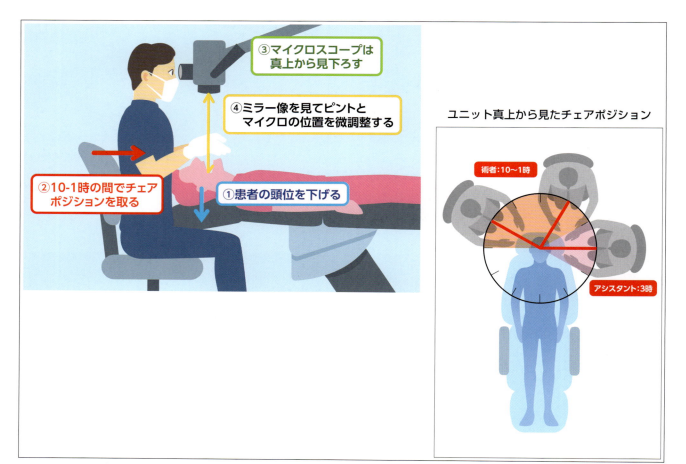

02 術者と患者の頭位，マイクロスコープ，アシスタントの位置関係．患者の頭位は下げ，マイクロスコープは患者のほぼ真上から視軸をミラーに向けます．術者は状況に合わせて10時から1時の間でチェアポジションを取ります．アシスタントは3時の位置にポジショニングします．

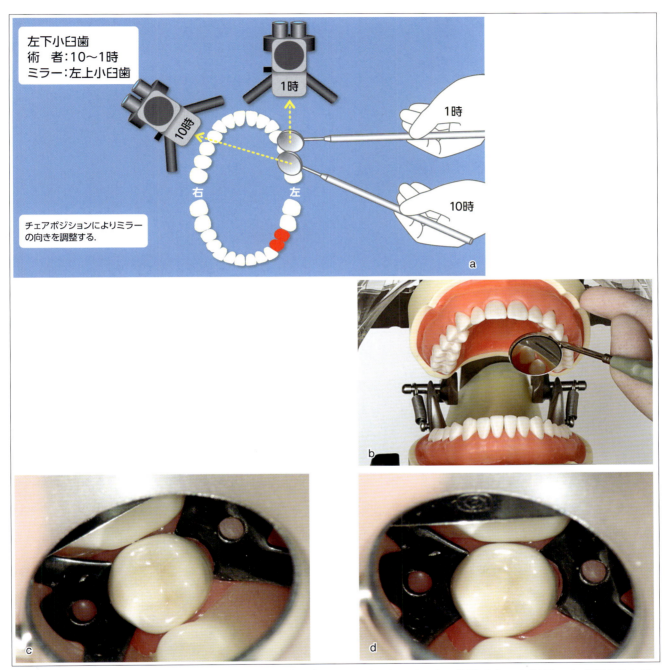

03 真上から見たポジション（単独で観察時）．左下小臼歯では10時から1時の広い範囲でチェアポジションを取ることができます．dに示したように，10時に近づくほどミラー像の左回転を補正することができます．

c：1時から見た視野．歯冠の見え方が反時計回りに回転しますが，診療に影響するほどではありません．アシスタントと器具の受け渡しが行いやすいので，筆者は通常1時から12時付近で診療をします．

d：10時から見た視野．チェアポジションを変えることで，回転が補正されます．クランプのスプリングが手前に写ってしまいますが，近遠心と頬舌のバランスがよく，プレゼン用資料や患者説明用の映像記録に向いています．

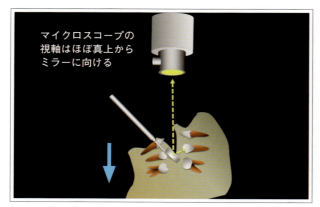

04 マイクロスコープと対象歯との位置関係．ミラーが対象歯咬合面を正面から捉えることができるよう，患者の頭位は下げます．マイクロスコープの視軸は真上からミラーに向け，反射角度を小さくすることで広い視野を得ることができます．

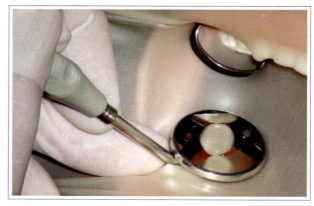

05 ミラーとレストを置く位置．左手のミラーは上顎小臼歯に置き，薬指を口角付近にレスト固定します．左側はレストを置くスペースが狭くなりますが，ラバーダムに滑り止め効果があるのでミラーをラバー表面に乗せるだけでも安定します．

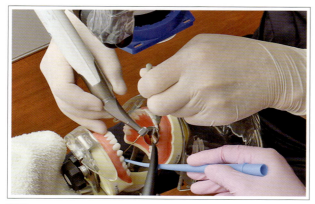

06 アシスタントからの視野．

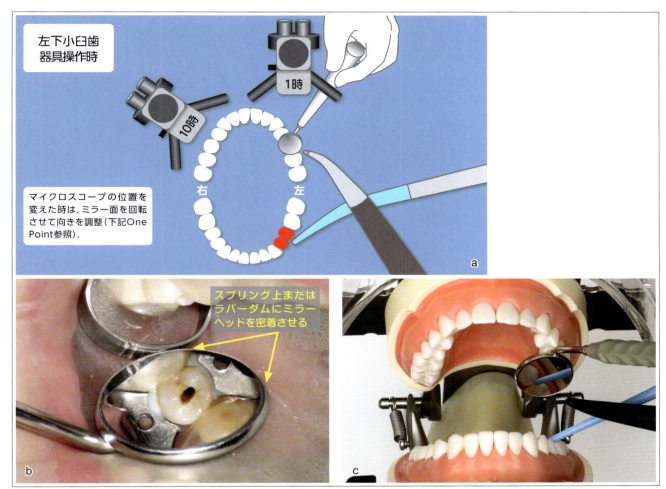

07 アシスタントによる器具操作とミラーのポジショニング。バキュームスペースを作るため，レスト固定は行わずにミラーの柄の端を把持します．ミラー安定のためにミラーヘッドをラバーダムに密着させたり，クランプのスプリング上に置いて安定を図ります（b）．

One Point

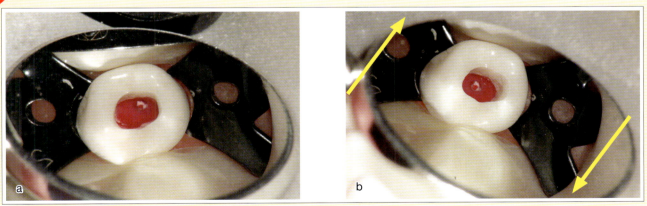

副根管を探す際のミラーテクニック．
a：定位置から見た主根管．
b：ミラーを時計周りに回転すると舌側方向にある副根管を確認できます．

11. 下顎左側大臼歯

　本項では樋状根を中心に解説を進めます．アジア人では32%の高率で発現すると報告されています[15]．その多くは下顎第二大臼歯に発現しますが，上顎やその他の下顎臼歯にも発現します．樋状根の根管治療の成功率を上げるためには，根管数や根尖孔の数など解剖学的特徴を三次元的に確実に捉えることが重要で，そのためにはマイクロスコープとCBCTの併用は必須といえるでしょう．

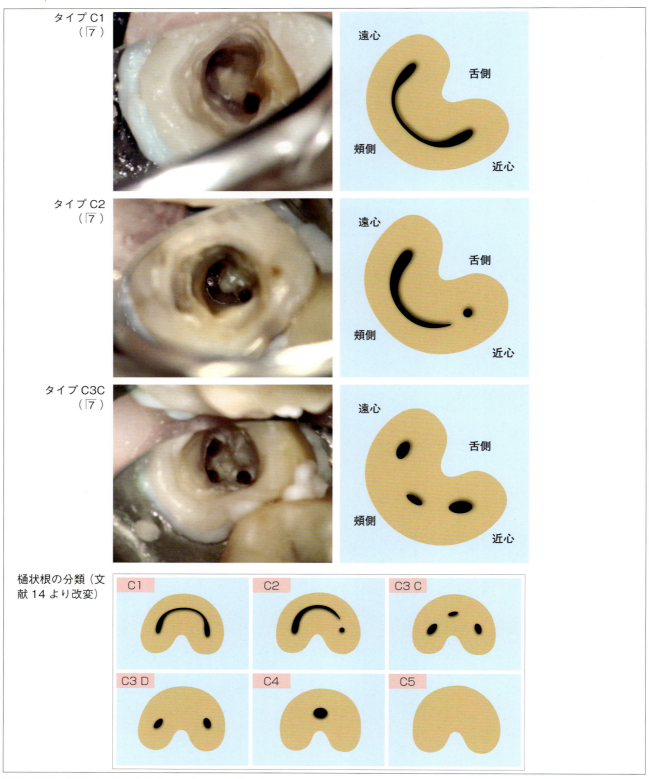

01　理想的な術野．左下大臼歯は術者からは最も遠く，また口角や頬粘膜の影響でミラーをポジショニングするスペースが狭いため，視野を確保し難い部位です．患者の頭位やマイクロスコープのポジショニングを工夫して，根管の見落としなどが起こらないよう留意します．可能な限りCBCTによる術前の精査を推奨します．

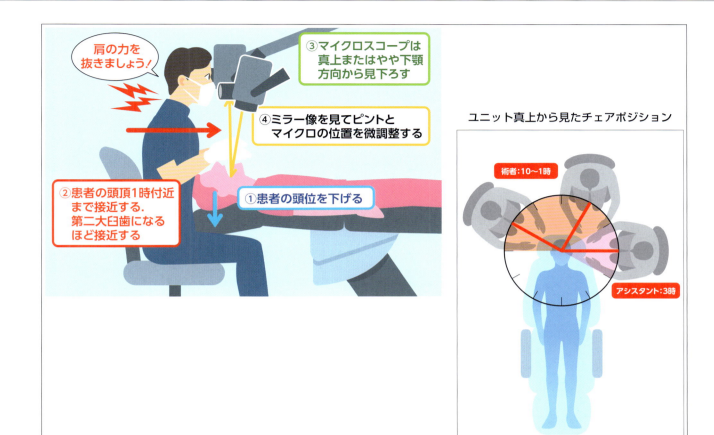

02 術者と患者の頭位，マイクロスコープ，アシスタントの位置関係．患者の頭位をできる限り下げます．マイクロスコープは第一大臼歯ではほぼ真上から視軸を向けますが，第二大臼歯ではやや下顎方向から歯軸を向けます．結果として第二大臼歯を処置する際は，より患者に接近したチェアポジションを取ります．樋状根のように複雑な根管を有する歯を治療していると，猫背になったり（体が前に突っ込む），首に力が入りがちになるので，肩の力を抜いて行いましょう．アシスタントは3時の位置にポジショニングします．

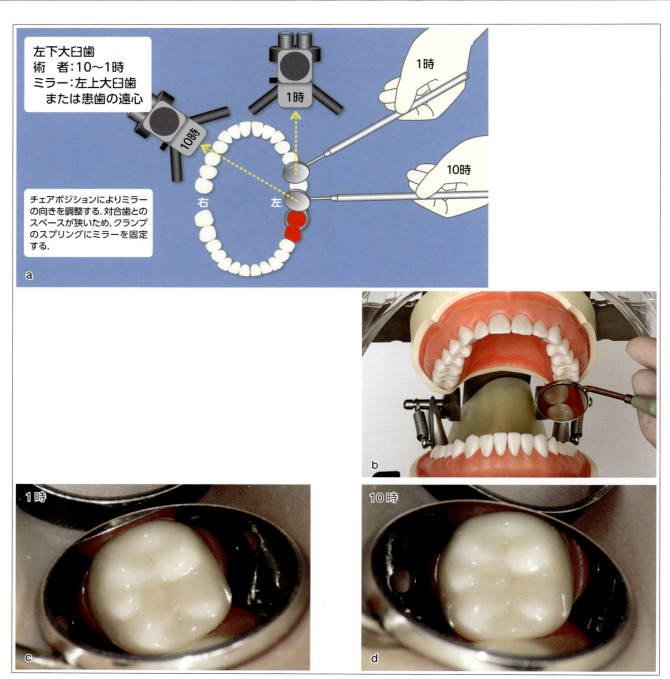

03 真上から見たポジション（単独で観察時）．下顎左側小臼歯と同様に 10 〜 1 時のチェアポジションを有効に利用して，樋状根の解剖学的特徴を三次元的に捉えましょう．

 c：1 時から見た視野（[7]）．歯列のアーチに伴って歯冠は反時計回りに回転します．この回転は治療に影響するものではありません．

 d：10 時から見た視野（[7]）．歯冠の回転は補正できるので近遠心関係のバランスが良くなります．左下大臼歯の治療の際は 10 時寄りで行ったほうが，方向感覚はつかみやすくなります．

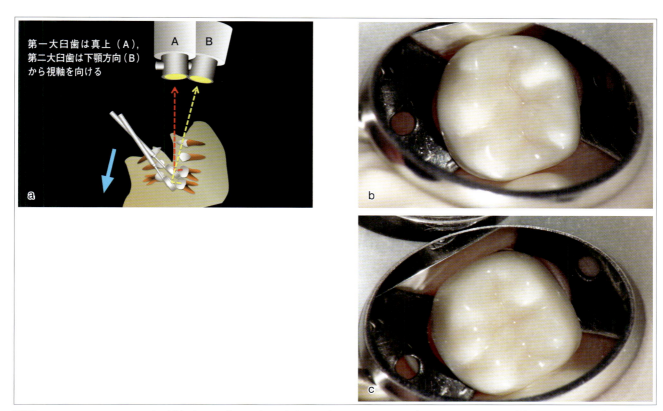

04 aはマイクロスコープと対象歯との位置関係．患者の頭位をなるべく下げて，ミラー正面に対象歯の咬合面を捉えます．マイクロスコープは第一大臼歯の場合は真上から（A），第二大臼歯はやや下顎方向から（B）視軸を向けて，ミラー面の反射角度を小さく調整して広い視野を確保します．bは真上から見た第一大臼歯，cは下顎方向から見た第二大臼歯です．いずれもマイクロスコープのポジショニングを変えることで，同じ広さの視野を得ることができます．

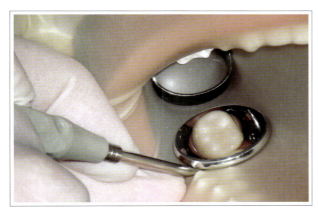

05 ミラーとレストを置く位置（写真は 7 ）．左手のミラーは対合する左上大臼歯，またはラバーダムクランプのスプリング後方に固定し，薬指を左上大臼歯頰側付近にレスト固定します．

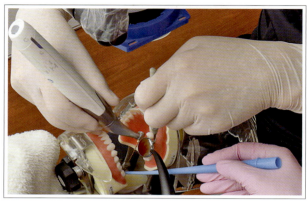

06 アシスタントからの視野．

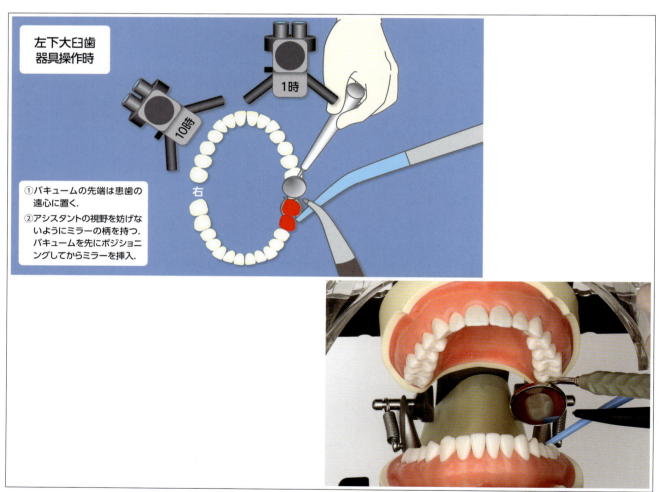

07 アシスタントによる器具操作とミラーのポジショニング．はじめにアシスタントがバキュームを対象歯の遠心に固定します．術者はミラーの柄の先端を持ち，1時方向から挿入したらミラーヘッドを対合する左上大臼歯に固定します．レスト固定はできないので，ミラーヘッドをラバーダムクランプのスプリング後方に固定するか，ラバーダム表面に密着させて安定を図ります．

まとめ

　以上，11部位のポジショニングについてまとめると，下図がミラーが対象歯の咬合面を正面から捉えることができる原則的なチェアポジションです．そして，術者は部位ごとに適した位置にマイクロスコープと患者の頭位を設定することで，視野の広い対象歯の正面像を捉えることができるのです．

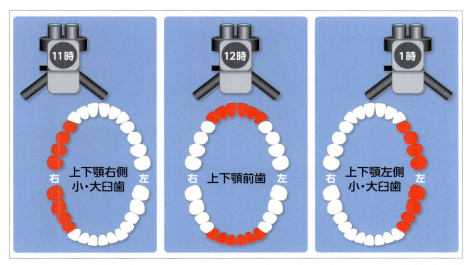

図　上から見た，部位ごとの術者のポジショニングの原則．場合によっては，対象歯を的確に捉えるためポジションに幅を持たせて移動することもあります．

column 【トラブルシューティング：再治療を繰り返しても再発する──根管の見落とし】

　図は Vertucci の分類でわずか 1％の発現率と言われる 3 根尖孔（タイプⅧ）の近心根を有する右下第一大臼歯です．術前のエックス線写真や CBCT では，その根管を読み取ることはできません．もちろん，筆者もタイプⅧを想定して再根管治療をしたわけではありません．近心の頬舌 2 根管を清掃拡大し，次亜塩素酸ナトリウムで洗浄後にマイクロスコープで根管を見ていたところ，近心頬舌側根管を結ぶイスムスの間から連続した発泡が認められました．「汚れがあるのか？」とハンドファイルを挿入したところ，3 つ目の近心根管を見つけたのです．

　Vertucci はその論文の中で「仮に非外科的根管治療が成功に終わらなかった時，歯に問題があるとか外科治療を考える前に，根管を見落としている可能性を考えるべきである．見落としは歯科医師がそれを認識していないからであり，根管の解剖を十分に理解するべきである」と考察しています．

　「なければいいな」という心理は「ないだろう」に，そしていつの間にか「ない」と自分に都合よく変化してしまうそうです．

　厄介な根管には出会わないに越したことはありません．しかし，私たち歯科医師は常に「あるかもしれない」という前提のもとにマイクロスコープで根管治療に挑まなければ，せっかくの拡大視野を有効に活かすことはできないのではないでしょうか．

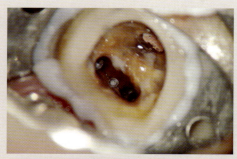
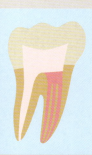
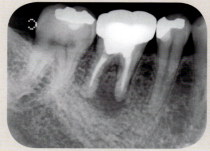
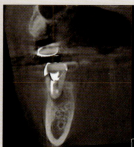

column 【トラブルシューティング：視界に目的の歯を捉えることがなかなかできない】

マイクロスコープは高倍率になるほど視野が狭くなるので，起こりがちなトラブルです．このような時は，以下の手順で像を捉えます．

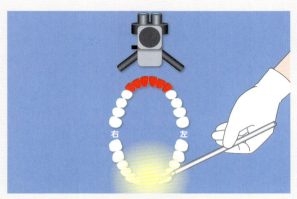

① 目的の部位に置いたミラーが対物レンズの発光体から出る照明円の中心に収まるように，マイクロスコープをポジショニングします．

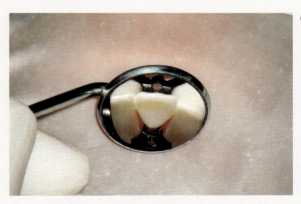

② 最低倍率に設定したら接眼レンズを覗き，視野の中心に像がくるようにマイクロスコープの位置とピントを調整します（×3.4）．

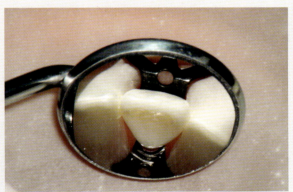

③ 接眼レンズを覗いたまま倍率を1段階上げて，視界の中心に像がくるように，再度マイクロスコープの位置を調整します（×5.1）．視度調整が正しく行われていれば，大きなピントのズレはありません．

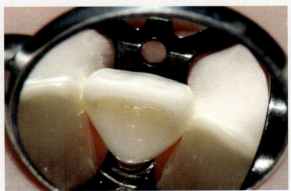

④ ミラーとマイクロスコープの位置関係が変わらないようにしながら，目的の倍率まで上げていきます（×8.2）．

V マイクロスコープのオプション機能を活かして臨床応用する

これまで，術者，マイクロスコープ，アシスタント，患者それぞれのポジショニングについて述べてきましたが，これらはすべてマイクロエンドを効率的に行うための基本の型です．野球の守備にたとえれば，正面から来る球をキャッチするための基本姿勢です．しかし実戦では，あらゆる方向から飛んでくる球にさまざまな体勢で敏捷に対応することが求められます．

同様にマイクロエンドを行ううえでも，患者ごとに異なる解剖学的根管形態や歯列の違いに合わせてポジショニングを柔軟に変化させる必要があります．さらに，多角的にマイクロスコープのポジショニングを変えて，"立体的に術野を把握する"ことが重要です．

標準タイプのマイクロスコープでもポジショニングの変化は可能ですが，さらに便利な機能がMORAインターフェイス（EXTARO300など，カールツァイス）やアングルローテーション（ブライトビジョン，ペントロン ジャパン）といった，接眼レンズは水平に保ったまま鏡筒のみ傾けられる機能です（12頁参照）．この機能を使用すると，術者は姿勢を変えずにさまざまな方向から根管内を観察することが可能になります．

1. アクセスキャビティープレパレーション（髄腔開拡）

アクセスキャビティープレパレーションを行ううえで大切なのは，歯質の削除量を最小限に抑えながら髄角を効率よく取り除き，根管口の視認性を高めることです．除去にはタービンや5倍速エンジンなどの回転切削器具を使用しますが，一方向からの視野下のみで切削すると立体感覚を失い，歯軸のズレに気づかず，時にパーフォレーションなど医原性の偶発症を引き起こす原因になります．

■ 6⌋のアクセスキャビティープレパレーション（模型を使用）

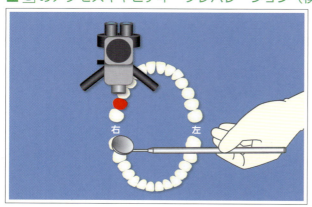

01 上顎右側大臼歯の基本ポジションです（術者は10時，ミラーは下顎右側大臼歯，45頁参照）．

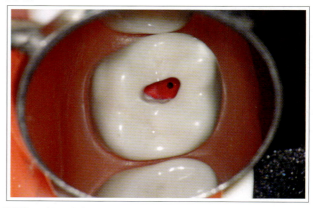

02 天蓋を除去した直後の根管口．四隅の髄角が残っているので，すべての根管を見ることはできません．

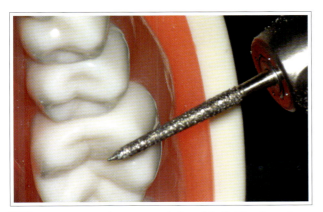

03 LAアクセスダイヤモンドバー（カボ デンタル システムズ ジャパン，ヨシダ，23頁参照）．先端がダイヤモンドコーティングされていないので，髄床底や根管口を傷付けることなくアクセスキャビティープレパレーションを行うことができます．

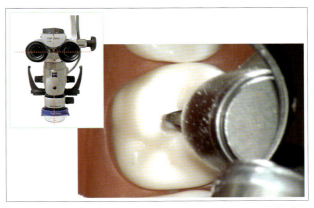

04 口蓋側の髄角の除去．コントラヘッドが視界を妨げないように，口蓋側の髄角を除去する時のミラーとマイクロスコープの鏡筒は定位置，つまり術者は10時，ミラーは $\overline{6|}$ 咬合面付近，鏡筒は真上からポジショニングして切削します．

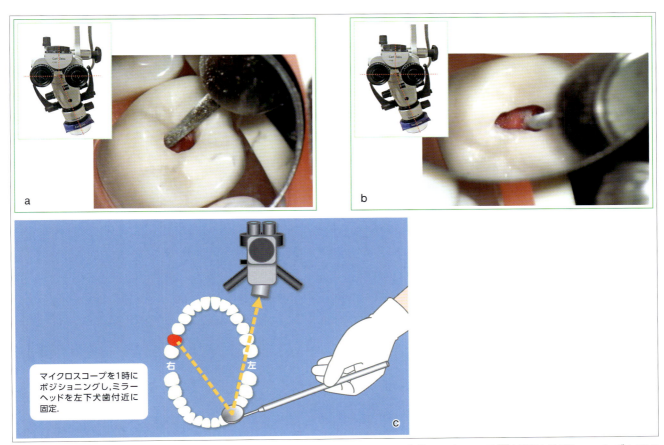

05 近遠心頬側髄角の除去．マイクロスコープ（術者）を1時付近の位置に移動し，ミラーは $\overline{|3}$ 付近にポジショニングしてから（c），鏡筒を術者から見て右側に傾けて視軸をミラー面に向けます．近心頬側の髄角を見ながら切削が可能になります．斜めから見ることで歯軸とバーの近遠心的な位置関係を立体的に捉えることができます．

2. 連結された補綴物を除去せずに根管治療を行う

　ポストコアを伴う連結された歯冠補綴物の1歯だけに根尖病変が生じてしまったら……．従来ならば，歯冠補綴物とポストコアをすべて外してから根管治療をすることが大半だったはずです．本症例では歯冠補綴物は外さずに，しかも残存歯質の削除量を最小限に抑えながらポストコアのみを除去して根管治療を行うMIコンセプトに基づいたマイクロエンドのテクニックをご紹介します．

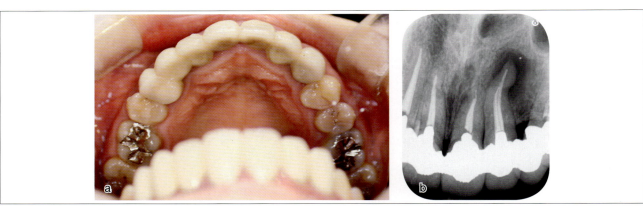

06 3┼4まで連結した焼付陶材冠が装着されています（a）．また，根管内にメタルポストコアが装着され，|2 に根尖病変が認められます（b）．

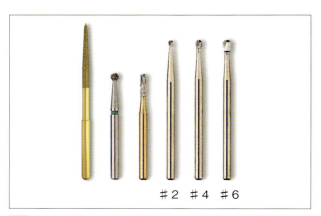

07 メタルポストコアの除去はLAアクセスラウンドバー（#2, 4, 6，カボ デンタル システムズ ジャパン，ヨシダ）を使用します（右側3本）．

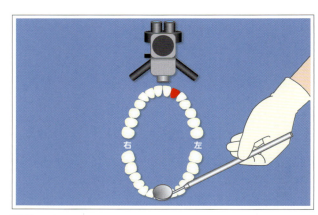

08 上顎前歯の基本ポジションです（術者は12時のやや後方，ミラーは下顎前歯，37頁参照）．

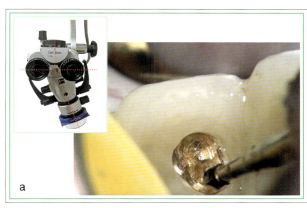
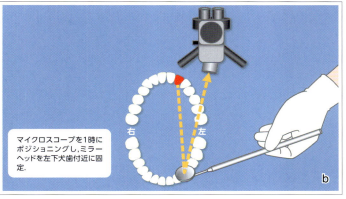

09 LAアクセスクロスカットカーバイドバー（図07, 左から3番目）を用いて陶材冠の口蓋側にアクセスキャビティープレパレーションを行い、メタルポストコアを露出させます。マイクロスコープを1時の位置にポジショニングし、ミラーヘッドを⌞3付近に固定したら、鏡筒を術者から見て右側に傾けて視軸をミラー面に向けます（b）。象牙質とメタルポストコアの境界面を確認しながら、LAアクセスラウンドバー#4でポストのみを注意深く切削します。

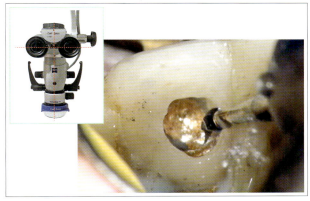

10 切削中は、ときどき鏡筒を定位置に戻し、さらにミラーヘッドの角度を調節しながら、遠心のメタルポストコアと歯質の境界面を確認します。

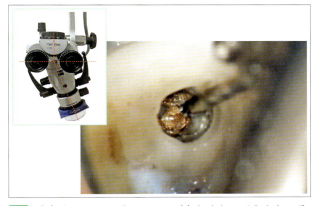

11 残存するメタルポストコアが少なくなってきたところで、#2ラウンドバーに交換して、さらに根尖部のポストを切削します。歯軸とバーの軸の方向を確認しながら切削するために、処置中の大半はマイクロスコープを1時付近にポジショニングして患歯を斜め横から見るようにします（注：11時方向からだとコントラのヘッド部が視野を妨げます）。

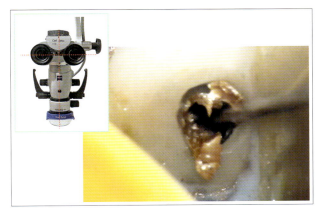

12 メタルポストコアが残りわずかになったら鏡筒は定位置に戻し、ラウンドバーをポストの中心に当てながら削ると、最後はラウンドバーに残りのポストが巻き付いて外れてきます。

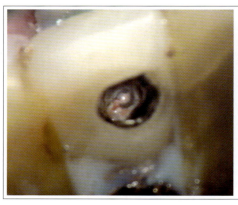 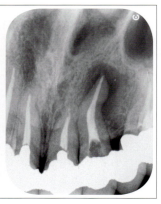 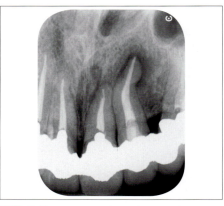

13 鏡筒の位置を変えて根管壁周囲をくまなく観察し，メタルポストコアの取り残しがないかを確認します．メタルポストコア除去直後の根管内と根管充塡終了時のデンタルエックス線写真です．マイクロスコープのオプション機能を用いたことにより，根管内の歯質をほとんど切削することなくメタルポストコアを除去できました．

14 術後，アクセスキャビティー内にコンポジットレジン充塡を行いました．3カ月後の経過観察時のデンタルエックス線写真です．|2 根尖病変の縮小傾向が認められます．

　以上のように，マイクロスコープの鏡筒のみをさまざまな方向にポジショニングすることで，根管内をくまなく観察でき，侵襲を最小限に抑えた根管治療の実現が可能になります．そして，接眼レンズが常に水平に保たれていることにより，長時間にわたる治療でも，術者は無理な姿勢をとらずに処置が可能になります．

参考文献

1 ）鈴木真名：ペリオドンタル・マイクロサージェリー――マイクロスコープを用いた歯周形成外科処置のすべて．19-21，クインテッセンス出版，東京，2002．

2 ）Lin PY, et al：The effect of rubber dam usage on the survival rate of teeth receiving initial root canal treatment：a nationwide population-based study．J Eodod，40（11）：1733-1737，2014．

3 ）宮崎真至 編著：治療効率が Up！ 良好な予後につながる ラバーダム法．12-13，医歯薬出版，東京，2017．

4 ）Dietschi D, et al：Biomechanical considerations for the restoration of endodontically treated teeth：a systematic review of the literature-Part1．Composition and micro-and macrostructure alterations．Quintessence Int，38（9）：733-743，2007．

5 ）Boutsioukis C, et al：The effect of needle-insertion depth on the irrigant flow in the root canal：evaluation using an unsteady computational fluid dynamics model．J Endod，36（10）：1664-1668，2010．

6 ）Chow TW, et al：Mechanical effectiveness of root canal irrigation．J Endod，9（11）：475-479，1983．

7 ）Grasiele ACL, et al：Comparison of Smear Layer Removal Using the Nd:YAG Laser, Ultrasound, ProTaper Universal system, and CanalBrush Methods：An *In Vitro* Study．J Endod，41（3）：400-404，2015．

8 ）Vertucci FJ, et al：Root canal anatomy of the human permanent teeth．Oral Surg Oral Med Oral Pathol，58（5）：589-599，1984．

9 ）北原信也，橋爪英城：チームアプローチで1本の歯にこだわる．ザ・クインテッセンス，33（1）：172-182，2014．

10）Alapati S, Zaatar EI, Shyama M, AI-Zuhair N：Maxillary canine with two root canals．Med Princ Pract，15（1）：74-76，2006．

11）Floratos S, Kratchman SI：Conventional and surgical endodontic treatment of a maxillary first molar with unusual anatomy – a case report．Int Endod J，44（4）：376-384，2011．

12）Shemesh A, et al：Root Canal Morphology Evaluation of Central and Lateral Mandibular Incisors Using Cone-beam Computed Tomography in an Israeli Population．J Endod，44（1）：51-55，2018．

13）Cleghorn BM, et al：The root and root canal morphology of the human mandibular first premolar：a literature review．J Endod，33（5）：509-516，2007．

14）Cleghorn BM, et al：The root and root canal morphology of the human mandibular second premolar：a literature review．J Endod，33（9）：1031-1037，2007．

15）Fan B, et al：C-shaped canal system in mandibular second molars：Part Ⅰ・Ⅱ -Anatomical features．J Endod，30（12）：899-903, 904-908，2004．

橋爪 英城（はしづめ　ひでき）

略歴

1989 年	日本大学松戸歯学部卒業
1993 年	日本大学大学院松戸歯学研究科修了・博士（歯学）
1993 年	日本大学助手
1996 年	日本大学海外派遣研究員
	Thomas Jefferson Univ.（Philadelphia PA US）
	Roche Bioscience（Palo Alto CA US）
2001 年	日本大学松戸歯学部講師（専任扱）
2007 年	日本大学松戸歯学部専任講師
2010 年	日本大学松戸歯学部兼任講師
2010 年	ホワイトデンタルグループ葛飾院院長
2012 年	TEAM 東京　橋爪エンドドンティクス デンタルオフィス開業

現在に至る

診療所

〒 104-0028　東京都中央区八重洲 2-5-6 KBY ビル 2F
TEAM 東京　橋爪エンドドンティクス デンタルオフィス

所属学会・スタディグループ

American Association of Endodontists Specialist member
日本歯科保存学会（歯科保存治療専門医）
日本歯内療法学会
日本口腔インプラント学会
東京 SJCD

著書・論文等（2010 年以降）

審美修復治療のマネジメント（共著，補綴臨床，43（3）-43（6），2010）
チームアプローチで 1 本の歯にこだわる（ザ・クインテッセンス，33（1）-33（6），2014）
根分岐部穿孔歯に対する根管内アプローチ　Internal matrix technique で歯を保存する（ザ・クインテッセンス，33（12），2014）
侵襲性歯頸部外部吸収に対して低出力 Nd:YAG レーザー照射と MTA の使用が有効であった症例（日本歯内療法学会誌，35（3），2014）
精密根管治療における拡大視野の有用性（日本歯科評論，76（6），2016）
天然歯審美修復のセオリー 図解 Q&A（共著，クインテッセンス出版，2017）
「TF アダプティブファイル」を使用した根管拡大法（日本歯科理工学会誌，37（1），2018）

本書の複製権，翻訳権，翻案権，上映権，貸与権，公衆送信権（送信可能化権を含む）は，（株）ヒョーロン・パブリッシャーズが保有します．本書を無断で複製する行為（コピー，スキャン，デジタルデータ化など）は，著作権法上の限られた例外（私的使用のための複製）を除き禁じられています．また私的使用に該当する場合でも，請負業者等の第三者に依頼して上記の行為を行うことは違法となります．

JCOPY ＜（社）出版者著作権管理機構　委託出版物＞
本書を複製される場合は，そのつど事前に（社）出版者著作権管理機構（Tel 03-3513-6969，Fax 03-3513-6979，e-mail：info@jcopy.or.jp）の許諾を得てください．

写真でマスターする
エンドでマイクロスコープを活用するための
ポジショニングとミラーテクニック

2018 年 7 月 11 日　第 1 版第 1 刷発行　　　＜検印省略＞

著　者　　橋 爪 英 城

発行者　　髙 津 征 男

発行所　　**株式会社ヒョーロン・パブリッシャーズ**

〒 101-0048　東京都千代田区神田司町 2-8-3　第 25 中央ビル
TEL 03-3252-9261 ～ 4　振替 00140-9-194974
URL：https://www.hyoron.co.jp　E-mail：edit@hyoron.co.jp
印刷・製本：教文堂

©HASHIZUME Hideki 2018 Printed in Japan
ISBN978－4－86432－044－3 C3047
落丁・乱丁本は書店または本社にてお取り替えいたします．